OBSERVATIONS
ET
RECHERCHES
SUR L'USAGE
DE L'AIMANT EN MÉDECINE,
OU
MÉMOIRE
SUR LE MAGNÉTISME MÉDICINAL.

Par MM. ANDRY & THOURET.

EXTRAIT DES MÉMOIRES DE LA SOCIÉTÉ ROYALE DE MÉDECINE,
ANNÉE 1779.

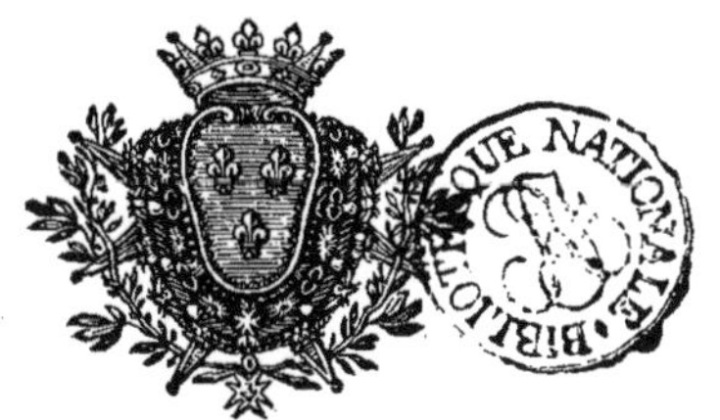

A PARIS,
DE L'IMPRIMERIE DE MONSIEUR.

M. DCC. LXXXII

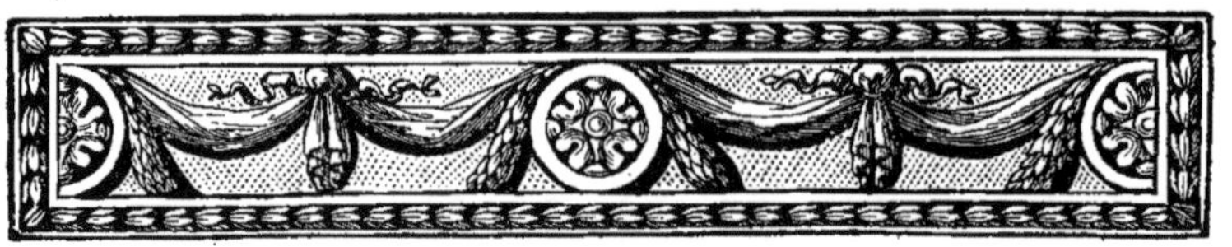

OBSERVATIONS ET RECHERCHES

SUR L'USAGE

DE L'AIMANT EN MÉDECINE.

L'AIMANT, connu dès la plus haute antiquité, n'avoit été long-temps en physique qu'un objet d'admiration stérile. Tant que les hommes ne découvrirent dans cette substance fameuse que la propriété que nous lui connoissons d'agir sur le fer, & de lui communiquer sa vertu, ils n'en tirèrent pour leurs besoins aucuns fruits réels. On se contenta d'admirer les effets merveilleux qu'elle présentoit; & si l'on excepte l'emploi qu'il paroît que les anciens en firent dans la fusion du verre pour le purifier (1), on ne se douta point qu'elle dût devenir d'un usage inappréciable dans les arts. Lorsqu'on eut découvert la propriété directive de l'aimant, ses rapports d'utilité furent bientôt saisis. Personne n'ignore les avantages immenses que la navigation & la géographie en ont retirés. Sans l'aiguille aimantée, l'homme seroit encore réduit au secours incertain des astres pour se guider sur les mers, & le nouveau monde nous seroit inconnu. Ainsi l'aimant, qui n'avoit été pendant une longue suite de siécles qu'un objet de pure curiosité en physique, en devint bientôt une des plus précieuses richesses.

Lu le 29 août 1780.

(1) *Plinii* Hist. Nat. lib. 34, p. 667. Paris. 1741.
Christoph. Encelius, de Re Metallicâ, lib. 3, cap. 8, pag. 175. Franc. 1557.
Theod. Zwingerus, Scrutinium Magnetis. Basil. 1697, cap. 6, §. 9.
Olaus Wormius, Musæi pag. 64.

L'hiſtoire médicale de cette ſubſtance ſemble ſe préparer à nous offrir le même ſpectacle. On a fait très-anciennement uſage de l'aimant en médecine ; mais des nombreuſes propriétés qu'on lui avoit attribuées, celles qui étoient vraiment impoſantes n'ayant aucun fondement ſolide, & celles en qui l'on pouvoit reconnoître quelque réalité lui étant communes avec un grand nombre de ſubſtances d'un ordre peu diſtingué, l'aimant n'avoit jamais été, dans l'art de guérir, d'une utilité bien grande en même temps & bien réelle. De nos jours on le regarde comme réuniſſant au plus haut degré ce double avantage. Si l'on en croit quelques phyſiciens, on ne peut lui conteſter une propriété vraiment inappréciable. On attribue à cette ſubſtance une action ſur nos nerfs, non moins réelle que celle qu'il exerce ſur le fer. On vante de toutes parts cette propriété ſingulière de l'aimant, qui doit le rendre en médecine auſſi recommandable que ſa vertu directive l'a rendu précieux en phyſique, & qui, par un rapport frappant avec cette dernière propriété, doit, s'il eſt permis de s'exprimer ainſi, ſervir de bouſſole, & conduire les médecins à l'une des plus importantes découvertes qui reſtent à faire dans l'économie animale, à la connoiſſance du ſyſtême de lois auxquelles les phénomènes des nerfs & les fonctions du principe de la vie ſont ſubordonnés.

Le ſoin de conſtater dans l'aimant une propriété de cette nature, impoſe une tâche auſſi vaſte, auſſi difficile à remplir, que l'objet en paroît important. En effet, ſi cette propriété de l'aimant eſt bien fondée, il s'agit de reconnoître une ſource inépuiſable d'avantages réels contre un genre de maladies encore plus multipliées peut-être qu'elles ne ſont difficiles à traiter, contre les affections nerveuſes ; & la connoiſſance approfondie d'un moyen de guériſon dont l'adminiſtration doit être variée de tant de manières particulières, & ſuivant des circonſtances ſi différentes, ne peut être acquiſe que par une longue ſuite d'eſſais & d'obſervations multipliés à l'infini. Si les nouvelles vertus qu'on annonce dans le magnétifme n'ont aucun fondement folide, il ne fera pas moins important de fe livrer fur cet objet à l'examen le plus férieux, le plus étendu, le plus réfléchi, pour étouffer dans fa renaiffance un germe d'erreurs dont l'hiftoire nous apprend quels ont été, dans des temps peu éloignés, les funeftes effets en médecine, & dont on ne peut douter que l'influence ne devînt bientôt auffi fâcheufe pour nous qu'elle l'a été pour d'autres fiècles, fi l'on en juge par les tentatives en ce genre, qu'on renouvelle fous nos yeux.

Mais ce n'eft pas feulement à interroger l'expérience par de nombreux effais qu'on doit fe borner. La nouvelle méthode magnétique n'eft pas, comme l'étoit l'électricité médicale, une tentative récente, une découverte moderne: fon hiftoire embraffe tous les âges de la médecine. Dans le projet formé d'établir fes avantages, ou de démontrer fon inutilité, ne feroit-ce pas s'expofer au rifque de négliger une fource de moyens peut-être effentiels, & d'inftructions utiles, que de ne pas profiter des lumières & des travaux des médecins qui nous ont précédés dans la même carrière? Il s'agit donc auffi de recueillir toutes les circonftances de la médecine magnétique, depuis fon origine jufqu'à nous. Cette feule partie exige d'immenfes recherches.

D'après ces confidérations effentielles à la nature du fujet, nous partagerons ce mémoire en trois parties. Nous donnerons dans la première un précis hiftorique des travaux entrepris fur le magnétifme médicinal. A quelques recherches que nous nous foyons livrés à ce fujet, nous ne nous flattons pas d'avoir épuifé la matière; nous nous croirons heureux fi nous avons fixé avec exactitude les grandes époques qu'on doit diftinguer dans cette hiftoire, & regarder comme autant de points auxquels on devra rapporter les détails que des travaux ultérieurs pourront offrir.

Nous rapporterons dans la feconde partie les obfervations qui nous font particulières. Si la fuite des faits que nous devons expoſer ne met pas à portée de juger l'objet qui nous occupe d'une manière définitive, elle ſera ſentir au moins le degré d'importance qu'il y aura de continuer les eſſais, ou de ceſſer de s'en occuper. Dans une matière dont la vaſte étendue demanderoit, pour l'approfondir, le concours d'un grand nombre de ſavans, & des travaux ſuivis, ce premier point étoit eſſentiel à déterminer avant toutes choſes.

La troiſième partie, qui ſervira de concluſion à ce mémoire, portera ſur deux points que nous regardons comme aſſez eſſentiels pour ne pas devoir être négligés. Nous devons, 1°. rendre compte de la méthode que nous avons ſuivie dans nos obſervations, pour mettre à portée, non-ſeulement d'apprécier les effets qu'elles préſentent, mais encore de multiplier les expériences, ſi l'on juge à propos de les continuer. 2°. Pour abréger le travail dans cet immenſe objet de recherches, nous avons penſé qu'il ſeroit avantageux d'établir des points de ralliement, & de déterminer des objets vers leſquels les obſervateurs puſſent diriger leurs eſſais. Dans cette vue, nous recueillerons les réſultats que nos obſervations paroîtront nous offrir, & nous les comparerons avec ceux que les expériences antérieures à nos travaux pourront auſſi nous préſenter.

PREMIÈRE PARTIE.

Précis hiſtorique des travaux entrepris ſur le Magnétiſme.

ON a employé, dès la plus haute antiquité, la pierre d'aimant comme une ſubſtance ſalutaire, & ſon uſage dans l'art de guérir a été adopté par un grand nombre de nations. Dès les premiers temps où les hommes ont connu cette ſubſtance, l'hiſtoire nous apprend qu'ils lui ont attribué une action marquée ſur l'économie animale. L'aimant étoit en grande faveur dans la médecine des anciens Mages, chez les Chaldéens, les Egyptiens & les Hébreux. Nous voyons que les médecins Grecs, Latins & Arabes, en ont également fait mention. Ceux de nos Auteurs qui ont écrit avant la renaiſſance des lettres, parlent auſſi de l'efficacité de cette ſubſtance. Dans l'Inde, pluſieurs peuples l'ont célébrée ; & à la Chine, dont les provinces ſont très-fertiles en ce genre de production, le grand uſage qu'on en fait * eſt dans la médecine.

* Dictionn. de Trévoux, 1752.

Cependant on a été long-temps dans la perſuaſion qu'il y avoit dans l'aimant une vertu mal-faiſante. C'étoit une opinion reçue dès la plus haute antiquité, que la vapeur de cette ſubſtance, projetée ſur les charbons ardens, troubloit la tête, inſpiroit la frayeur & faiſoit perdre la préſence d'eſprit. Suivant le rabbin *Hannaſe* (2), cette propriété de l'aimant n'étoit point inconnue de ſon temps aux voleurs, qui s'en ſervoient pour favoriſer leurs rapines. *Marbod* (3), & pluſieurs autres Auteurs, ont répété cette fiction.

On a penſé auſſi très-anciennement que l'aimant communiquoit au fer une vertu deſtructive, & que les bleſſures faites avec un fer impregné de ſa vertu étoient envenimées & mortelles. Le Père *Cabée*, convaincu par ſa propre expérience, traite de fable cette opinion (4) qui étoit établie du temps de *Pline* *.

* Lib. 34 *de ferro*.

Mais c'eſt ſur-tout l'uſage intérieur de l'aimant que l'on a regardé comme ſuſpect. *Sennert* (5) penſoit qu'en ſéjournant trop long-temps dans les entrailles il pouvoit nuire par ſa nature métallique, & comme toutes les ſubſtances de ce genre. *Santes de Ardoynis* (6) redoutoit ſa nature ſèche & terreſtre, qui le rendoit, ſuivant lui, ennemi du cœur, contraire au foie & nuiſible au cerveau. *Gilbert* (7) regardoit certaines eſpèces d'aimant comme pouvant attaquer la tête par une vapeur maligne, & nuire à l'eſtomac par une qualité mordicante. Les Auteurs, en beaucoup plus grand nombre, ont prononcé que cette ſubſtance, priſe intérieurement, jetoit dans une ſorte de mélancolie lunatique, accompagnée des plus fâcheux accidens. Si l'on en croit une opinion rapportée par *Anſelme de Boodt* (8), l'aimant exhale comme les charbons une

(2) *R. Abraham Ben Hannaſe*, de Lapidib. pretioſis.

(3) *Marbodæi Galli*, poetæ vetuſtiſſimi, de Lapidibus pretioſis Enchyridion, 1531; Coloniæ, 1539.

Si fur clauſtra domûs ſpoliis gaziſque referta
Ingrediens prunas ardentes per loca ponat,
Et ſupraſpergat magnetis fragmina prunis,
Mentibus everſis velut impendente ruinâ,
Diffugient omnes in eâ quicumque manebunt,
Et fur ſecurus rapiet quæcumque libebit.

On peut conſulter encore *Albert. Magn.* Opera Phyſic. tom. 2, lib. 5, de Mineralib. tract. 2, cap. 11.

Franciſc. Rueus de Gemmis.

Jacob. Meydenbach, in orto Sanitatis. Moguntiæ, ann. 1491, tract. de Lapidib.

(4) Philoſophia magnetica, 1629, lib. 1, cap. 1.

(5) Praxis Medica, lib. 6, part. 6, cap. 6.

(6) *Santis Ardoyni*, Piſaurenſis medici & philoſoph. opus de Venenis. Baſil. 1562, cap. 22, pag. 131.

(7) *Guillelmi Gilberti* Phyſiologia nova de Magnete. Sedini, 1628, lib. 1, cap. 14.

(8) *Anſelm. Boetius de Boot*, Gemmar. & Lapid. hiſtoria. Lugduni Batav. 1647, cap. 253, lib. 2, pag. 460.

vapeur fétide & mal-faifante qui trouble le cerveau, occafionne des rêves affreux, produit le vertige, l'épilepfie & l'apoplexie. Pour qu'elle produife d'auffi fâcheux effets, il fuffit même de tenir de l'aimant à la bouche. Mais donné en boiffon à la dofe de fix grains, mêlé avec la graiffe de ferpent & le fuc d'ortie, il trouble, fuivant cet auteur, l'efprit au point que ceux qui ont eu le malheur d'avaler ce funefte breuvage abandonnent leurs maifons & quittent leur patrie.

On a porté plus loin encore l'opinion des mauvais effets de l'aimant: on l'a regardé comme une fubftance (9) vraiment mortelle. *Pierre d'Apono* (10), qui vivoit vers la fin du treizième fiècle, l'a rangé dans fon Traité *de Venenis*, au nombre des poifons. (11) *Guainer*, médecin de Pavie, qui vivoit vers l'an 1440, du temps du Concile de Bafle, & *Santes de Ardoynis*, l'ont auffi placé au même rang. Nous voyons qu'à leur exemple un grand nombre d'Auteurs, tels que *Joel* (12), *Sennert* & *Foreftus* (13), fe font empreffés de multiplier les fecours contre une fubftance auffi mal-faifante. Le traitement général qu'on emploie contre les poifons a paru ne pas fuffire. L'aimant a eu fes antidotes particuliers : la poudre d'émeraude & la limaille d'or ont joui de cette (14) prérogative. Une erreur ancienne a fait joindre à ces fubftances le fuc d'ail, que toute l'antiquité a regardé (15) comme capable d'anéantir dans l'aimant toute efpèce d'action, fpécialement celle qu'il a fur le fer.

Mais quoique certains Auteurs aient penfé qu'il y avoit dans l'aimant une vertu deftructive, l'opinion contraire, qui le faifoit regarder comme une fubftance falutaire, a toujours prévalu (16). On a rejeté fur les matières étrangères dont l'aimant eft fouillé dans le fein de la terre, les mauvaifes qualités qu'on lui a attribuées. Les Anciens diftinguoient cinq ou fix efpèces de cette fubftance, parmi lefquelles il y en avoit qui étoient plus pures que d'autres. En ce genre on comptoit fur-tout les aimans * qui viennent du Levant, de la Chine & du Bengale. On a penfé même que la véritable pierre d'aimant, c'eft-à-dire celle qui pofsède éminem-

* Gilbert.

(9) *Gilbert.* ibid. *Cabeus*, ibid. pag. 4.

(10) *Petrus de Abano*, *feu Apponenfis*, de Venenis, pag. 29, cap. 9, de Lapide Magnetis.

(11) Practica *Anton. Guainerii*, Medici Papienfis, lib. de Venenis. Parif. 1526, fol. ccxl de Magnete.

(12) *Francifc. Joelis*, Opera medica. Amftelæd. 1663, tom. 5, lib. 2 de Venenis, fect. 3.

(13) Lib. 3, obf. 8.

(14) Voyez *Pierre d'Apono*, loc. cit. *Santes de Ardoynis*, ibid. *Guainer*, ibid. *Mathiole* Commentar. in vj. libr. Diofc. de Mat. medic. Venetiis, 1583, pag. 746.

(15) *Gilbert.* loc. cit. *Sennert.* ibid.

(16) Confultez *Paul Zacchias*, Quæftiones medico-legales, Avenione, 1655, pag. 66, lib. 2, tit. 2, quæft. 4 de Venenis; *Sennert*, loc. cit. & *Zwinger*, §. 5; *Geoffroy*, *Vogel*, Mat. medic. l'*Encyclopédie* & le *Dict. de Médecine*, au mot *Aimant*.

ment

ment la vertu d'attirer le fer, n'avoit aucunes mauvaifes qualités, au moins qu'elle ne contenoit rien de nuifible que des matières qui lui étoient légèrement adhérentes, & dont en la lavant il étoit aifé de la purifier. Ainfi l'aimant proprement dit, préparé convenablement, a paffé dans tous les temps pour une fubftance très-falutaire.

L'amour du merveilleux a même fait porter jufqu'à l'exagération les vertus qu'on lui a attribuées. La propriété d'attirer, qui diftingue d'une manière fi furprenante cette fubftance naturelle, lui a fait jouer dans les fiècles d'ignorance un grand rôle dans l'art fuperftitieux des charmes & de la magie. On la croyoit fingulièrement propre à exciter l'amour. On lui attribuoit une grande vertu (17) pour ranimer la tendreffe conjugale & rapprocher les époux défunis. Une opinion plus extraordinaire encore lui faifoit attribuer une forte d'intelligence (18) dans les myftères amoureux. Elle paffoit pour avoir la vertu de dévoiler les écarts des époufes infidèles. Les femmes adultères en redoutoient l'épreuve. Ces fables, révérées des Hébreux, ont été répétées (19) par beaucoup d'Auteurs.

C'étoit fur-tout l'aimant blanc qu'on préféroit dans les enchantemens pour infpirer l'amour. La propriété que cette efpèce d'aimant avoit de fe coller aux lèvres, & d'adhérer à la langue quand on l'en approchoit, fit penfer qu'elle avoit fur les chairs la même action (20) que l'aimant a fur le fer. De là le nom d'*aimant charnel* qu'on lui a donné, & la préférence qu'on lui a accordée dans la compofition des philtres amoureux (21). Cette propriété qui nous paroît fi vaine, fi futile, étoit établie fur des fondemens refpectables pour les peuples (22), dès la plus haute antiquité (23).

---

(17) *Marbod. Gilbert. Cabæus, Boetius.*

(18) *Athanafii Kircheri* opus de Arte magneticâ, Rom. 1641, lib. 3.

(19) *Nam qui fcire cupit fua fi fit adultera conjux,*
Suppofitum capiti lapidem ftertentis adaptet.
Mox quæ cafta manet petit amplexura maritum
Non tamen evigilans; cadit omnis adultera lecto
Tanquam pulfa manu, fubito fœtore coacta
Quem lapis emittit, celati criminis index.

Marbod. loc. cit. On trouve les mêmes idées dans les ouvrages hébreux. Voyez *R. Hannafe*, op. cit. Voyez auffi *Albert. Magn. Rueus, Meydenbach, Orpheus*, libr. de Lapidib. *Wolff* de Amuletis, cap. 2, fect. 1, pag. 374. Lipf. 1692. *Porta* Magia nat. lib. 2, cap. 21.

(20) *Hyeronim. Cardanus*, lib. 7 de Subtilit. *Albert. Magn. Mathæus Silvaticus*, in Pandectario, Lugduni, 1541, cap. 446. *Sant. Ardoyn. Evax*, in fuo Lapidario; *Encelius, Wolff, Wormius*, &c.

(21) *Andræas Cæfalpinus* de Metallicis, lib. 2, cap. 55; *Cafp. Barthius*, Comm. ad Claudianum, p. 999; *Boetius.*

(22) *R. Hannafe* in opere hebraïco *Schiltehaggiborim*, id eft, *Scuta Fortium* intitulato.

(23) Ce que les auteurs ont appelé *magnes albus*, *magnes carneus*, eft une efpèce de pierre de couleur blanche, veinée de noir, & d'une dureté peu confidérable, connue fous le nom de *calamita alba*, que l'on trouve décrite très-anciennement. *Ariftote* en a fait

Ce n'étoit pas seulement à porter un sexe vers l'autre que se bornoit cette vertu attractive de l'aimant. On croyoit aussi cette substance propre à concilier, à ceux qui la portoient, l'estime de leurs semblables *, & à entretenir la concorde. Elle servoit de lien de communication (24) entre les amis absens. Elle donnoit de la grace, de l'éloquence : elle inspiroit du courage (25). Suivant *Arnauld de Villeneuve*, elle écartoit des femmes les mauvais esprits, & les préservoit de tout maléfice. Les Astrologues & les sectateurs de l'ancienne magie croyoient pouvoir exalter ces vertus de l'aimant par des procédés superstitieux. Nous verrons bientôt que les Alchimistes eurent dans la suite les mêmes prétentions sur cette substance. Suivant *Albert le Grand*, on la regardoit en magie comme propre à exalter l'imagination, à la remplir de visions phantastiques (26), sur-tout en la chargeant de caractères symboliques. Les Astrologues y gravoient aussi, comme le rapporte *Kircher* *, différens attributs analogues au sujet pour lequel on se proposoit de l'employer, tels que ceux de *Vénus* pour inspirer l'amour, ou d'autres empreintes mystérieuses pour concilier l'estime ou la faveur des grands.

* Encelius, loc. cit. Wolff.

* Pag. 33, 777.

Mais laissons-là ces propriétés merveilleuses, sur lesquelles il y a eu une tradition constante pendant plusieurs siècles. Il n'est, pour ainsi dire, aucunes vertus médicinales que l'on n'ait attribuées à l'aimant. Quelques peuples de l'Inde ont été persuadés qu'étant pris intérieurement en petite quantité, il conservoit & prolongeoit la jeunesse. A

---

mention, au rapport d'*Albert le Grand* & d'*Encelius*. *Wormius*, ainsi que *Paul Zacchias* & *Encelius*, l'indiquent dans *Pline*, *lib. 36*, *cap. 16*. *Paul d'Egine* paroît en avoir parlé.

Les auteurs ne s'accordent pas sur sa nature. Le plus grand nombre la rapportent aux pierres poreuses ou aux terres bolaires simples, telles que l'ostéocolle, la pierre de Samos, les terres sigillées ; ils pensent que c'est à la nature argileuse qu'elle doit sa propriété d'adhérer aux lèvres, & qu'elle n'a rien de magnétique. (Voyez *Pline*, *Benedictus Cerutus* in Musæo Calceolari, *Paul Zacchias*, *Encelius*, *Boetius*, *Wormius*, les *Dictionn. de Médecine & de Trevoux*.)

D'autres la regardent comme une espèce d'aimant. (*Cardan. lib. 7 de Subtilit.*) Elle est, suivant eux, parsemée de veines ferrugineuses & magnétiques qui lui communiquent la propriété d'agir sur le fer, & de faire mouvoir l'aiguille d'une boussole. Cette propriété qu'elle perd quand on enlève les veines métalliques, l'a fait ranger au nombre des aimans. Le *Père Cabée* & *Thomas Brown*, (*in libr. de Mineralib. & Vegetabilib.*) au rapport de *Wormius*, l'ont regardée comme une espèce très-foible. Mais *Velschius* parle d'un aimant blanc qui fut trouvé dans le cabinet d'un curieux, & qui avoit la même vertu que les meilleurs aimans. *Obs. sur la Physique*, Paris, 1726.

(24) *Wormius, Boetius, Zwinger*, §. 9. *Wolff*, cap. 4, sect. 2, pag. 665.

(25) *Marbod. Boet. Pictorius* ex *Gilb.*

(26) *Calamita*, seu *Magnes trahens ferrum*, *efficit in homine multas & malas phantasias*, *&c. R. Hannase* de Lapidib. pretios. *Albert. Magn. Math. Silvatic. Zwinger*, §. 8.

ce fujet *Garcie d'Horta* (27) rapporte qu'un Roi de ces contrées avoit ordonné qu'on lui préparât fes alimens dans des vafes d'aimant. Tous les Auteurs ont traité de fable cette vertu, que le Père *Cabée* paroît regarder comme n'étant pas abfolument dénuée de fondement. Il femble douter fi les Barbares ne fe formoient pas un cœur de fer, en faifant ufage de l'aimant. Mais une conjecture du même Auteur, plus plaufible à ce fujet, eft que les Hiftoriens qui ont ainfi parlé de l'aimant, confondoient avec l'aimant ordinaire la médecine univerfelle des Alchimiftes, à laquelle ces derniers donnoient le même nom, & qui prolongeoit la vie au-delà du terme accoutumé. *Zwinger* adopte cette conjecture.

On a vanté fur-tout dans cette fubftance une efficacité marquée contre un grand nombre de maladies. Suivant *Rattray* (28), l'aimant poffède la vertu de guérir du catarrhe, des hernies, de la fièvre quarte, de l'hydropifie, des maux de tête, & de fortifier la matrice. Quelques Auteurs l'ont rangé au nombre des fubftances ftimulantes, & des médicamens propres à s'oppofer à la putréfaction des vifcères *. *Galien*, dans le livre de la médecine fimple, vantoit fa vertu purgative, & fur-tout pour les humeurs aqueufes dans l'hydropifie (29). *Diofcoride* auffi l'a propofée, au poids de trois oboles, pour évacuer les humeurs épaiffes des mélancoliques (30). Cette vertu purgative de l'aimant, & fon ufage dans l'hydropifie, étoient déja connus (31) du temps des Hébreux.

* Gilbert. Cab. loc. cit.

Ses propriétés vulnéraires ont été auffi fingulièrement célébrées. *Platearius* recommandoit de le donner à l'intérieur, dans les alimens & les boiffons, avec le fuc de grande confoude (32) : extérieurement on l'employoit en poudre (33), dont on couvroit les bleffures, ou que l'on incorporoit dans les emplâtres. *Boet de Boot* * vante fur-tout fon efficacité fous cette dernière forme. L'emplâtre dont il parle guérit, dit-il, toutes fortes de bleffures, & prévient les accidens qui ont coutume de les accompagner ; il purifie les plaies de ce qu'elles peuvent contenir d'inutile & de toute malignité ; il favorife la régénération des chairs. C'eft fur-tout à l'aimant blanc qu'on attribuoit une

* Pag. 45.

(27) *Garcias ab Horto* in aromat. Hiftor. lib. 1, cap. 47 ; *Carol. Clufius* Exoticor. lib. 7; *Paul Zacchias*, *Gilbert. Sennert. Horftius*, Difpenf. medico-chim.

(28) *Silveftr. Rattray*, aditus ad Sympathiam, in Theatro fympathetico. Norimberg. 1662.

(29) *Albert Le Grand*, *Marb. Houllier.*

(30) *Serapion*, *Avicenne*, *Mathiole*, *Ettmuller*, *Dale.*

On peut confulter encore *Arnaula de Villeneuve*, *Math. Silvatic. Platearius*, *Mylius*, *Gilbert*, *Zwinger*, §. 3; *Rueus*, *Boetius*, *Wormius*, *Geoffroy*, Mat. médic. le *Dictionnaire de Médecine*, l'*Encyclopédie*, &c. &c.

(31) Medetur hydropifi. *R. Hannafe* de Lapidib. pretiof.

(32) Practica, &c. Venet. 1497, p. 202.

(33) *Marbod. Zwinger*, §. 12, 15, 16.

vertu vulnéraire très-éminente. *Cardan* assure que si l'on avoit frotté la pointe d'un stylet de fer avec cette espèce d'aimant, on pouvoit l'enfoncer dans les chairs, sans exciter aucune douleur & sans qu'il parût, après l'avoir retiré, aucune trace de blessure (34). On avoit pensé bien différemment, comme nous l'avons dit, de l'aimant ordinaire qui, suivant quelques Auteurs, communiquoit au fer une qualité délétère & destructive.

On a vanté aussi la vertu de l'aimant contre les blessures envenimées, & l'on a assigné à cette substance un rang distingué parmi les substances alexipharmaques. *Sérapion* paroît avoir parlé le premier de cette propriété (35). Si quelqu'un étoit blessé d'un fer envenimé, il recommandoit de mêler de la poudre d'aimant dans les emplâtres, ou d'en couvrir les blessures : il en faisoit prendre aussi intérieurement dans les boissons. Pris sous cette forme, l'aimant, dit-il, fait sortir le venin du corps, *per secessum. Matthieu Silvaticus* & *Stockerus* (36) ont copié Sérapion à ce sujet, ainsi que l'Auteur des notes ajoutées au poème de *Marbod.* On peut consulter aussi Mylius (37), qui assure d'un emplâtre magnétique dont il donne la composition, qu'il extrait des plaies toute espèce de venin. Le même Auteur attribue à un autre emplâtre, dont il parle, la propriété de guérir les blessures & morsures faites par des animaux envenimés. *Boet* dit aussi de l'aimant qu'il dompte la force du venin, si l'on en couvre les blessures. Nous voyons enfin qu'on a célébré une espèce d'aimant, sous le nom de *Magnes Venenorum.* Les Ephémérides d'Allemagne en ont fait mention (38). Ainsi l'aimant, qu'un grand nombre d'Auteurs avoient regardé comme un poison, fut vanté par d'autres comme un antidote précieux & assuré.

Les Alchimistes crurent sur-tout à ces différentes propriétés de l'aimant; &, faussement convaincus qu'il étoit en leur pouvoir de les exalter, ils épuisèrent tous les secrets de leur art sur cette substance pour lui faire subir quelques préparations. Les uns la faisoient digérer avec la limaille d'acier dans les cendres de certaines plantes, pour en extraire ensuite par l'esprit-de-vin (39), ce que Paracelse appeloit la *Manne de*

(34) *Osterman*, sect. 10, aitiolog. 8; *Paul Zacchias*, *Boetius*, *Wormius*, &c. &c.

(35) Practica *Joan. Serapionis.* Venet. 1497, cap. 394, pag. 156; *Hager Almagritos* Lapis magnes.

(36) *Joannis Stockeri* Praxis aurea, Lugduni Batav. 1634, lib. 1, cap. 19.

(37) *Joann. Daniel. Mylii*, Basilica chimica, Francof. 1618, lib. 4, cap. 18 de Magnete, pag. 376.

(38) *Dec. 1, A. VI & VII, pag. 28*, Plusieurs auteurs ont parlé de cette pierre qu'ils ont aussi désignée sous le nom de *lapis serpentinus.* Ils la croyoient douée d'une espèce particulière de magnétisme, à laquelle ils rapportoient ses vertus.

39) *Mylius, Paracelse*, tom. 5, p. 16.

l'aimant, *Manna Magnetis*. D'autres étoient persuadés qu'en l'exposant au soleil, après l'avoir calciné avec le soufre, il acquéroit de plus grandes vertus. Quelques-uns l'ont soumis à la distillation, pour en retirer une espèce de mercure, à laquelle ils attribuoient de grandes propriétés : on en préparoit différens magistères. *Quercetan* recommandoit de le faire digérer trois fois dans une eau spiritueuse distillée (40). Enfin, *Agricola* & *Jean Faber* (41) ont décrit divers procédés, très-compliqués, pour retirer un sel, une huile & une quintessence d'aimant.

Ainsi préparé l'aimant entroit dans un grand nombre de compositions; & il n'en est aucunes dans lesquelles il ne fût admis, pour les différentes propriétés que nous venons de faire voir qu'on lui avoit attribuées *. Il entroit dans la composition de l'emplâtre & du cataplasme vulnéraires de *Faber*, dans l'emplâtre vulnéraire, tant vanté par *Boétius*. Comme substance irritante, il faisoit la base de différens emplâtres dont la vertu étoit d'attirer ; tels sont les emplâtres attractifs de *Paracelse*, recommandés dans la goutte & la manie : l'emplâtre spécifique du même Auteur, contre la peste, contenoit l'aimant comme substance alexipharmaque. Comme tel il entroit aussi dans les emplâtres auxquels *Mylius* attribuoit la vertu d'attirer le venin. *Paracelse* attribuoit enfin à sa préparation, appelée *Manna Magnetis*, la propriété de préserver de toute corruption les parties du corps les plus essentielles.

* Mylius.

Les différentes préparations de l'aimant étoient encore employées sous plusieurs autres formes dans un grand nombre de maladies *. On en composoit des élixirs pour combattre le catarrhe & faire couler la pituite, une mixture contre les vers, différens remèdes pour les yeux, (42) des trochisques contre les maladies que *Paracelse* attribuoit à la dissolution. *Faber* attribuoit à sa quintessence d'aimant une propriété merveilleuse pour arrêter le sang dans les hémorragies. Il vantoit aussi, pour le même sujet, une poudre magnétique, qu'il faisoit prendre intérieurement comme le safran de mars astringent.

* Mylius.

Dans certaines compositions l'aimant entroit pour agir par plusieurs de ces propriétés réunies. Ainsi l'emplâtre styptique de *Crollius* (43) étoit vanté pour ses vertus vulnéraire, anti-putride, alexipharmaque

---

(40) *Mylius*, *Zwelfer*, Pharm. August. reform. pag. 414, Norimb. 1675.

(41) *Johan. Agricol.* Chirurgiæ Parvæ, tract. 2.

Petr. Johan. Faber, Myrothecii Spagyric. lib. 3, cap. 20.

Zwinger, §. 7, 16, 17.

Pharmacop. de *Schroder*, commentée par *Ettmuller*, Lyon, 1698, tom. 2, chap. 8, art. 12, pag. 339.

(42) *Rueus*, loc. cit. lib. 2, cap. 24; *Zwinger*, §. 11.

(43) *Mylius*, op. cit. p. 387; *Lemery*, Pharmac. pag. 815.

& stimulante ou maturative. On le recommandoit contre un grand nombre de maladies, contre les écrouelles, l'érysipèle, les cancers, les fistules, les hernies, l'enflure de la tête, & certaines affections de la peau. De même le sel d'aimant, préparé par *Agricola* (44), étoit recommandé comme vulnéraire, astringent & balsamique. Employé extérieurement, il s'opposoit aux hémorragies des plaies, à la chûte des cheveux. Son usage à l'intérieur étoit bon pour arrêter & combattre les diarrhées. Le même Auteur a parlé d'une autre composition, mais d'une moindre vertu.

Des nombreuses propriétés accordées à l'aimant, & que nous venons d'exposer, les unes semblent avoir quelque fondement dans la nature même de cette substance, puisqu'on peut, comme nous le verrons bientôt, les rapporter à sa nature ferrugineuse ; mais sous ce rapport elles sont évidemment exagérées, & l'on ne voit pas en quoi leurs effets pourroient répondre aux préparations si laborieuses dont elles ont été l'occasion : les autres propriétés sont évidemment vagues ou indéterminées, & il seroit difficile d'en trouver la raison dans la nature des principes qui entrent dans la composition de l'aimant. Il n'en est pas de même des propriétés suivantes.

Les Anciens reconnoissoient à l'aimant les mêmes vertus qu'à la pierre hématite. *Galien* dit expressément dans le livre des vertus des remèdes simples, que la pierre d'aimant a les mêmes propriétés. *Dioscoride* (45) la compare également à cette dernière, pour laquelle il dit qu'on la vendoit quand elle étoit calcinée. On employoit ainsi la pierre d'aimant comme substance ferrugineuse, tant extérieurement que pour l'usage intérieur. *Avicenne* (46) la regardoit comme un remède souverain dans les affections de la rate. *Serapion* (47) la rangeoit parmi les substances d'une nature très-sèche. *Platearius* la comptoit au nombre des médicamens qui ont la vertu d'atténuer au troisième degré. Il la croyoit aussi convenable aux personnes qui ont la rate attaquée, par sa vertu d'attirer le phlegme & la mélancolie. Suivant *Pline* (48) on employoit les différentes espèces d'aimant pour les maladies des yeux. Calciné & réduit en poudre, on s'en servoit pour les brûlures. *Paul d'Egine* (49) attribuoit à l'aimant d'Arabie, qu'il disoit être semblable à l'ivoire, la vertu de déterger & de dessécher. L'aimant calciné

(44) *Zwinger*, §. 16, 17.

(45) Lib. V, Mat. med. cap. 148. Voyez aussi *Boetius*, *Wormius*, &c.

(46) *Kircher*, lib. 3, part. 7, *Magnetism. medicinalium*.

(47) Practica Joann. Serapionis. Venetiis, 1497, pag. 156, cap. 394. — Voyez aussi *Santes de Ardoynis*, &c.

(48) Hist. Nat. tom. 2, lib. 36, cap. 25, p. 747. Voy. aussi *Encelius*, *Marbod.*

(49) Opus de Re medic. Paris. 1532, lib. 7, pag. 41, art. *Lapides*.

devient, suivant *Avicenne* (50), semblable à la pierre hématite. Il agit comme déterſif pour mondifier les ulcères.

On doit remarquer que ces dernières qualités sont les mêmes que les Auteurs Arabes ont attribuées au *diamant*, *lapis adamas*, qu'ils ont désigné sous le nom de *hager ſubedhig*, & avec lequel nous verrons par la suite que l'on a confondu la pierre d'aimant, en lui attribuant une nature ferrugineuse. Si nous lisons ce que *Serapion* (51) & *Encelius* (52) ont dit du *diamant*, nous verrons qu'ils lui attribuent la vertu de déterger puissamment & de mondifier, ainsi que d'être sec à un très-haut degré. *Serapion* va plus loin, il dit qu'il y en avoit qui brûloient la pierre d'aimant, & qui s'en servoient comme du diamant; car, ajoute-t-il, ses vertus sont les mêmes. *Matthieu Silvaticus* copie *Serapion* en cet endroit. *Mylius* dit aussi que l'aimant a les mêmes vertus que le *diamant* (53). Mais quoi qu'il en soit de cet objet, il est certain que les Anciens faisoient un grand usage de l'aimant, & qu'ils s'en servoient dans les mêmes intentions (54) pour lesquelles nous employons l'un de nos plus précieux médicamens, le fer & ses nombreuses préparations.

Les Modernes n'ont fait aucune difficulté de reconnoître dans la pierre d'aimant ces différentes propriétés qui lui sont attribuées comme substance ferrugineuse. Ainsi on a regardé assez volontiers l'aimant comme une substance propre à fortifier les viscères, à s'opposer aux diarrhées, à remédier aux hémorragies (55). Tous les Auteurs lui ont reconnu une vertu astringente & propre à arrêter le sang (56), sur-tout étant calciné. *Zwinger* s'en est servi avec succès pour combattre un écoulement involontaire des urines dans une jeune fille. Il est facile de s'assurer que l'on a dans tous les temps employé le fer contre ces différentes affections. Quant à l'usage extérieur, nous voyons aussi qu'on n'a point contesté à l'aimant la vertu de dessécher, de resserrer & de raffermir (57). On le regarde comme propre à faire cicatriser les plaies (58). C'est pour sa nature astringente qu'on le conserve dans un grand nombre d'emplâtres, où les Auteurs des derniers siècles l'avoient fait entrer

(50) Lib. canon. Venet. 1582, lib. 2, pag. 147.

(51) Op. cit. pag. 156, Hager Sumbedig.

(52) Cap. 10, pag. 177 de Adamante. *Evax* in Lapidar. &c.

(53) *Basil. chim.* loc. cit. Voyez aussi *Pandect. medic.* cap. 446.

(54) *Vogel*, Mat. médic. pag. 403, *magnes*.

(55) *Gilbert*, *Zwinger*, §. 6.

(56) *Boetius*, *Wormius*, *Zwinger*, §. 6; *Schroder*, Pharmacop. tom. 2, chap. 8, art. 12; *Dale*, Pharmacologia, lib. 1, sect. 5, §. 11, Londin. 1710, in-8. p. 65; *Dictionn. de Méd. Geoffroy*, Mat. médic.

(57) *Zwinger*, §. 14; *Geoffroy*, Mat. méd. tom. 1, pag. 351.

(58) *Gilb. Mylius*, *Zwinger*, §. 12, 15.

ſous un autre rapport; tels ſont l'*emplâtre Divin*, l'*emplâtre noir*, l'*emplâtre de la main de Dieu*, l'*emplâtre ſtyptique de Charas* (59). En un mot, c'eſt à raiſon de la nature qui lui eſt commune avec le fer, le ſafran de mars & la pierre hématite (60), qu'on en fait encore quelque uſage dans certaines préparations.

Outre les propriétés communes à la pierre d'aimant avec toutes les ſubſtances de nature ferrugineuſe, on lui en a attribué un grand nombre d'autres comme ſubſtance magnétique agiſſant ſur le fer. Sous ce rapport, nous voyons qu'on l'a employé pour l'uſage intérieur.

Avant *Dioſcoride* il paroît qu'on ne faiſoit point uſage du fer en Médecine, au moins intérieurement. Nous voyons même dans des temps beaucoup poſtérieurs, qu'on le regardoit comme ayant des qualités délétères. Soit que les Anciens n'employaſſent qu'un fer impur, & que l'art de l'adoucir, de le purifier leur fût inconnu; ſoit auſſi qu'ils le preſcriviſſent en trop grande quantité, ſon uſage à l'intérieur paſſoit pour occaſionner de grands accidens.

Avicenne (61) a décrit les ſymptômes fâcheux que l'on attribuoit de ſon temps à cette cauſe; & pour en prévenir les ſuites, il recommandoit, comme un antidote aſſuré, la pierre d'aimant, à la doſe d'une drachme dans le vin, ou dans le ſuc de bette & de mercuriale. On étoit alors dans la perſuaſion qu'en donnant cette ſubſtance à l'intérieur elle s'uniſſoit au fer dans les premières voies, & qu'elle corrigeoit ſes mauvaiſes qualités, en même temps qu'elle ſervoit à l'entraîner au-dehors. Ainſi l'on vantoit comme un contre-poiſon du fer une ſubſtance beaucoup moins pure, & dont par cette raiſon un grand nombre d'Auteurs avoient penſé qu'on devoit proſcrire l'uſage à l'intérieur.

On a fait extérieurement un bien plus grand uſage encore de l'aimant, comme ſubſtance magnétique agiſſant ſur le fer. Cette action de l'aimant a donné naiſſance à pluſieurs procédés fameux, dont on a vu la Chirurgie s'empreſſer de s'enrichir. Nous en avons une preuve dans les emplâtres appelés *magnétiques*, c'eſt-à-dire dans leſquels on faiſoit entrer la pierre d'aimant pulvériſée. On n'attribuoit pas moins à ces emplâtres que la vertu de guérir les hernies en banniſſant toute opération. *Kircher* (62) rapporte que de ſon temps on vantoit en Hollande la méthode ſuivante, pour obtenir dans tous les cas la réduc-

(59) *Kircher*, pag. 788; *Ettmuller*, Comm. ſur la Pharmac. de Schroder; *Horſtius*, Diſpenſat. medico-chym. *Codex Pariſ.* edit. 5ª. 1758; *Geoffroy*, Mat. méd. *Lemery*, Pharmac.

(60) *Ettmuller*, ibid. *Zwinger*, §. 6, 13.

(61) *Plempius* in *Avicenn.* lib. 4, fen 6, tract. 1, pag. 491. Lovan. 1658.

Serapion. op. cit. *Guainerius*, fol. 239; *Math. Silvatic. Sant. Ardoyn. Mathiol*, pag. 746; *Gilbert*, lib. 1, cap. 15.

(62) Op. cit. pag. 785.

tion

tion des parties déplacées. Après avoir fait avaler au malade de la limaille de fer bien atténuée, on appliquoit sur le lieu de la hernie un emplâtre de poudre d'aimant, incorporée dans la pulpe de grande consoude; & dans l'espace de huit jours, pendant lesquels le malade devoit rester constamment couché dans une situation convenable, les partisans de cette méthode se vantoient de procurer une parfaite guérison. On trouve dans plusieurs Auteurs (63) cette méthode exposée & vantée par le plus grand nombre ; mais en la rapportant, quelques-uns indiquent un usage absolument contraire du fer & de l'aimant. C'est à l'intérieur qu'ils prescrivent de faire prendre l'aimant en poudre, & l'on applique extérieurement la limaille de fer, dont on couvre le lieu de la hernie, après l'avoir frotté de miel. *Ambroise Paré* (64) rapporte, sur la foi d'un Chirurgien, que plusieurs malades avoient été guéris de cette manière. Quoi qu'il en soit du véritable procédé de cette méthode, dans laquelle l'aimant n'a plus de vertu attractive, & ne peut agir que par sa nature astringente, c'étoit à son action sur le fer, qu'on attribuoit les vertus merveilleuses qu'on accordoit aux emplâtres magnétiques dans ce cas. On étoit persuadé que le fer & l'aimant se rassembloient vers le lieu de la hernie, & que, par l'effort avec lequel ces deux matières tendoient à s'unir à travers les tégumens, les parties divisées ou relâchées étoient pressées, resserrées & maintenues dans l'état de rapprochement le plus favorable à la consolidation.

Un fait extraordinaire, dont *Oswald Crollius* a rapporté l'histoire (65), accrédita singulièrement, vers le seizième siècle, l'usage des emplâtres magnétiques. Un paysan des environs de Prague en Bohême, qui se faisoit un amusement de s'enfoncer un couteau dans la gorge, & qui se distinguoit par sa dextérité singulière à l'en retirer, eut le malheur de le pousser trop profondément. Le couteau se précipita dans l'estomac, & après y être resté plus de sept semaines, on ne put le retirer qu'à la faveur d'une incision qu'on fit aux tégumens & à ce viscère. Un fait pareil eut lieu en Prusse, au mois de mai de l'année 1635. *Becher* nous en a conservé les détails dans une

(63) *Ettmuller*, Pharm. de Schroder; *Sueickardus*, lib. de Arte magneticâ, pag. 54; *Zwinger*, §. 14; *Dale*, Pharmacol. *Hoffmann*. Dict. de Méd. &c.

(64) Chirurg. édit. franç. liv. 8, chap. 15, pag. 232. *Joan. Rodolph. Camerarius*, cent. 4, §. 77. Tubing. 1683. *Plempius*, tom. 1, Canon. med. lib. 2, tract. 2, pag. 195. *Sennert*, de consens. & dissens. chimic. cap. 18, pag. 262. *Stockerus*, libro 1, capite 19. *Zwinger*, §. 14.

(65) In præfat. admonit. Basilicæ chimic. *Gaspare a Reies Franco*, Elysius jucundar. quæstion. Campus. Bruxell. 1661, pag. 697. *Ephem. German.* D 2, A. 8, pag. 399, obs. 167. *Kircher*, pag. 785; *Zwinger*, §. 13.

petite differtation intitulée *Hiftoria Cultrivori.* Dans ces deux cas on eut recours aux emplâtres magnétiques, qui parurent attirer la pointe du couteau vers les tégumens, & qui fervirent de la forte à déterminer l'opération, en indiquant le lieu où l'incifion devoit être pratiquée. Ces deux cures extraordinaires donnèrent lieu dans le temps à de grandes & vives difcuffions; les partifans des emplâtres magnétiques attribuant à la vertu attractive de l'aimant un fuccès qu'avec plus de raifon d'autres attribuoient au hafard, au moins aux efforts de la nature, ou bien aux fubftances actives & ftimulantes avec lefquelles l'aimant étoit incorporé.

Dans le même temps, & par une fuite des mêmes préjugés, on reconnut aux emplâtres magnétiques une grande efficacité dans le traitement des plaies, pour extraire le fer qui pouvoit s'y être engagé. *Platearius*, dans l'édition de fes Œuvres, en 1497, & l'éditeur de *Marbod*, en 1539, en font déja mention. Cette propriété de l'aimant prit dans la fuite une grande faveur. *Kircher* (66) rapporte que de fon temps les Médecins étoient perfuadés qu'on ne pouvoit rien attirer avec les emplâtres, fi l'on n'y faifoit entrer l'aimant. Les Alchimiftes donnèrent fur-tout beaucoup de crédit à cette manière de l'employer; ils fe vantoient de pouvoir augmenter confidérablement fon action par certains procédés. *Paracelfe* (67) avoit annoncé une préparation particulière, propre à donner à l'aimant affez de force pour attirer, étant mis en emplâtre, un fer de flèche engagé dans une bleffure. L'aimant devint ainfi la bafe d'un grand nombre d'emplâtres (68). Le plus fameux de tous, l'emplâtre Opodeldocht, dont on trouve la compofition dans la Pharmacopée de *Zwelfer* (69), étoit fur-tout recommandé pour fon efficacité en pareil cas.

On ne conçoit pas comment la vogue de ces emplâtres put fubfifter auffi long-temps, & comment on ne s'apperçut pas que l'aimant ne devoit avoir aucune action pour attirer, l'agrégation de fes parties étant détruite, les pôles de fes molécules étant dans la plus grande confufion, les molécules elles-mêmes étant enveloppées par des corps gras: ajoutons que le fer engagé dans une plaie devoit plutôt attirer la poudre d'aimant, que d'être extrait par elle des bleffures, ce qui les auroit irritées; ajoutons encore que les partifans des emplâtres magnétiques leur attribuoient la propriété d'extraire des plaies toutes les

(66) Pag. 787. Confultez auffi *Wormius*, *Zwinger*, §. 12; *Dict. de Trévoux.*

(67) Lib. 7, pag. 235 de tranfmutat. rer. natural. *Kircher*, pag. 788, cap. 2; *Boetius*, pag. 455, cap. 252; *Mylius*, &c.

(68) *Mylius*, *Zwinger*, §. 12; *Lemery*, Pharmac.

(69) Pharmacop. Auguftan. reform. *Boetius*, *Wormius*, *Helmontius* de magneticâ vulnerum curatione, pag. 9.

matières étrangères qui y étoient contenues, de quelque nature qu'elles pussent être (70), telles que des fragmens de bois, des esquilles d'os, des lambeaux d'habits, des pailles. Cette vertu attractive des emplâtres étoit donc plutôt une propriété imaginaire, qu'un effet de la vertu magnétique de l'aimant. On doit remarquer aussi que le fer engagé dans les blessures est pour l'ordinaire hors de la sphère d'activité de l'aimant, qu'il est trop adhérent, trop embarrassé dans les chairs, pour que l'aimant, en supposant qu'il conserve encore dans les emplâtres la force d'attirer, puisse produire son effet, parce qu'au moins cette force est bien affoiblie.

Il est vrai cependant que *Paracelse* (71), convaincu que l'aimant pulvérisé perd sa vertu, avoit annoncé une préparation qui devoit lui conserver cette propriété après la pulvérisation. Mais ce procédé qui consiste à calciner l'aimant, non-seulement est inutile ; il est encore nuisible, puisque l'ignition fait perdre à l'aimant ses vertus. On doit en dire autant du fer & de plusieurs de ses préparations, que quelques-uns ont fait entrer dans les procédés propres à augmenter la vertu de l'aimant, comme s'il n'eût pas dû détruire son action au dehors, bien loin de servir à l'augmenter. Ces raisons ont eu le suffrage du plus grand nombre des Auteurs (72). Ils ont regardé l'aimant comme ne pouvant agir dans les emplâtres que par sa nature astringente ; & dès-lors comme devant être plutôt nuisible qu'utile dans le traitement des blessures, en fermant & cicatrisant les plaies, & s'opposant à l'extraction ou à la sortie du fer qu'elles pourroient contenir.

Ces vérités bien appréciées, sur-tout depuis le règne de la physique, ont fait retirer des avantages réels de l'action de l'aimant sur le fer, en rectifiant la manière de l'employer. On s'est servi de l'aimant en masse, soit de la pierre d'aimant naturelle, soit des barreaux de fer aimanté ; & l'on a pu, par son secours, extraire en certains cas des parcelles de fer qui nuisoient par leur présence dans des parties très-sensibles ou fort délicates. *Morgagni* (73) s'en est servi avec succès, pour extraire de l'œil d'un malade une parcelle de fer qui s'étoit engagée dans la

(70) *Paracelf.* tom. 6, lib. 1 de præparationib. pag. 183. *Boetius*, &c. *Wormius*, &c. *Mylius*, emplastrum Quercetani attrahens optimum. Emplastrum ad extrahendum ferrum, spinas, ossa, Dom. Fabri, &c. *Zwinger*, §. 13.

(71) Ibid. de præparat. *Mylius.*

(72) *Kircher*, pag. 787, & part. 2, lib. 1, theor. 15. *Gilbert*, in Magnetol. *Cabæus*, *Ephémér. d'Allemag.* D. 2, A. 8, p. 399. *Ettmuller*, ibid. *Zwinger*, §. 12, 13, 14, 15. *Joh. Zwelfer*, ibid. class. 18 de Empl. opodelt. *Rohault*, Phys. pag. 3, cap. 8, §. 62. *Gnilius*, Thes. de Magnete. Argentorati, 1761.

(73) De sedib. & caus. morb. epist. 13, art. 21, 22. Patav. 1765.

cornée. Avant lui *Fabrice de Hilden* & *Kerckringius* (74) avoient employé l'aimant dans des cas à peu près pareils & d'une manière aussi avantageuse. On ne connoît pas la véritable origine de cette méthode. Le premier de ces deux Auteurs avoue qu'il tenoit d'un Charlatan la connoissance de ce moyen. L'autre dit qu'il fut porté à l'employer par l'avis de sa femme, qui lui suggéra cette idée. Quoi qu'il en soit, cette méthode a été employée & accueillie. *Camerarius* (75) & *Stockerus* en ont fait mention. On trouve dans la *Médecine moderne* (76) un nouvel exemple de son utilité.

Telles sont les principales propriétés que l'on avoit, depuis la plus haute antiquité, préconisées dans l'aimant : voyons quel en avoit été le résultat. Dès que la saine philosophie eut éclairé les esprits, on fut bientôt désabusé des idées fabuleuses que la superstition des premiers siècles avoit attachées à l'aimant. Il en fut de même des vertus imaginaires que les Alchymistes s'étoient empressés dans la suite de lui attribuer. Dépouillé ainsi de tout le merveilleux & rappelé aux seules vertus médicinales, fondées réellement dans la nature connue, ou dans les propriétés sensibles de cette substance, on n'envisagea plus dans l'aimant d'autre efficacité que celle qui pouvoit dépendre de sa nature ferrugineuse, ou qu'il pouvoit avoir comme substance douée de la propriété d'agir sur le fer. L'aimant ne prit pas une grande faveur sous aucun de ces rapports. Comme substance ferrugineuse, il fut bientôt remplacé avec avantage par le fer & ses nombreuses préparations, & son usage fut absolument abandonné. Comme substance magnétique, son utilité fut bien bornée. La préparation qu'on faisoit subir à l'aimant pour l'incorporer, étant reconnue capable de détruire son action attractive, les emplâtres & les compositions dans lesquelles on le faisoit entrer pour attirer, furent également décrédités & bannis : toute l'utilité qu'on put tirer de son action sur le fer, se réduisit donc à l'usage qu'on en a fait en masse, suivant le procédé de *Morgagni*. Mais les occasions de l'employer ainsi étant très-rares, & les circonstances propres à assurer son action, difficiles à réunir, cette méthode d'appliquer l'aimant ne put l'élever au rang des moyens d'une utilité bien frappante, & des remèdes particulièrement recommandables.

Ainsi l'aimant étoit relégué parmi tant de substances tombées dans l'oubli & négligées en médecine, après y avoir joué un grand rôle, lorsqu'un nouvel ordre de propriétés fixa plus particulièrement que jamais l'attention générale sur cette substance tant de fois préconisée

(74) *Obs. chirurg.* cent. 5, obs. 21; *Spicileg. anatom.* obs. 44.

(75) *Silloges medic. arcanor.* Tub. 1683. Cent. 8, §. 32, pag. 565.

(76) Chap. 19 de l'Aimant, édition de Paris, 1777. Voyez aussi *Traité sur les maladies des yeux.* Lyon, 1769.

pour des vertus merveilleuſes qu'elle n'avoit pas. Au commencement du ſiècle, l'expérience apprit aux phyſiciens que l'électricité devoit être rangée au nombre des plus précieuſes reſſources de la matière médicale. Quand à cette époque, une obſervation très-ancienne & multipliée n'eût pas fait entrevoir qu'on pouvoit tirer de l'aimant une utilité non moins réelle, l'analogie auroit ſuffi ſeule pour mettre ſur la voie de la découverte. Tout le monde tourna donc ſes regards vers le magnétiſme. La nature offroit d'elle-même dans la pierre d'aimant les moyens de ſaiſir le fluide magnétique, comme la phyſique en avoit fourni de très-ingénieux & de très-puiſſans pour fixer le principe de l'électricité : on profita de cette reſſource ; & rien ne s'oppoſant ainſi aux eſſais que l'on méditoit, on s'empreſſa de conſidérer les effets de l'aimant appliqué au corps humain, ſous la forme de topique ou d'amulette.

Cette méthode d'employer l'aimant n'eſt point une découverte moderne : on en trouve des traces diſtinctes dans la plus haute antiquité. On ne peut douter qu'elle n'ait pris naiſſance chez les premières nations de la terre, & que l'ancienne magie n'ait été ſon berceau. Dans ces temps reculés, on attribuoit à un grand nombre de ſubſtances, appliquées ſeulement à l'extérieur, une efficacité marquée ſur le corps humain. Outre l'influence la plus merveilleuſe ſur les affections morales, on reconnoiſſoit à ces ſortes d'applications les propriétés médicinales les plus efficaces, pour changer le corps dans ſa conſtitution phyſique. Entre mille exemples qu'on en pourroit citer, on en verra la preuve dans ce que nous dirons de la *pierre adamas*. Nous en avons un exemple plus frappant encore dans la *pierre d'aigle*, *lapis ætites*. Non-ſeulement on lui attribuoit, ſuivant *Marbod* (77), la propriété de dévoiler les traîtres, de rendre victorieux ceux qui la portoient, de les faire aimer, de les combler de richeſſes, de faveur, & de les porter à la ſobriété ; on la regardoit encore comme propre à conſerver les enfans ſains & ſaufs, à prévenir les rechutes des épileptiques, à s'oppoſer à l'avortement. On ne peut douter que ce ne ſoit dans cette ſuperſtitieuſe attribution de vertus, qu'a pris naiſſance la méthode qui s'eſt propagée juſqu'au commencement de ce ſiècle, de l'appliquer extérieurement aux femmes groſſes ou en travail, pour hâter ou retarder l'accouchement.

C'eſt de même de cette ſource antique que l'uſage de l'aimant en amulette paroît avoir tiré ſon origine. Dans les tems où l'on faiſoit un grand cas des ſubſtances de ce genre, c'étoit ſur-tout par les ſignes extérieurs ou apparens qui caractériſoient les différens corps naturels, qu'on

(77) De Lapidib. pretioſ. Enchyridion, 1531. *Ætites*, cap. 27, pag. 47. *Wolff* de Amuletis, pp. 31, 41, 124, 185, 240, 266.

jugeoit de leurs propriétés cachées. Ainſi la *pierre d'aigle* contenant une autre pierre d'un plus petit volume, renfermée & comme flottant dans ſon ſein, on la crut propre à dévoiler les traîtres, & convenable pour les maladies des femmes enceintes, & elle fut placée parmi les amulettes. L'aimant, d'après ces idées, dut frapper trop vivement l'attention par ſes effets ſenſibles, pour n'être pas admis au premier rang dans cet ordre de ſubſtances. Auſſi voyons-nous qu'on le compta au nombre des amulettes les plus précieux, & qu'on lui attribua les propriétes les plus extraordinaires.

Nous ne rappellerons pas ici, pour le prouver, les uſages fabuleux que les anciens en ont fait, pour exciter dans l'homme différentes affeƈtions de l'ame ; uſages ſur leſquels nous avons dit que *Marbod*, poète françois, qui vécut avant l'an 1200, avoit renouvelé, dans ſon poème ſur les pierres, toutes les idées ſuperſtitieuſes de l'antiquité. Outre la propriété qu'on accordoit à l'aimant appliqué extérieurement, comme à la *pierre d'aigle*, d'agir ſur le moral, on lui attribuoit auſſi la vertu de changer l'état du corps, & d'influer ſur ſes affeƈtions phyſiques, par une aƈtion vraiment médicinale. Nous en avons la preuve dans l'uſage que les Egyptiens ont fait de la pierre d'aimant, dans la préparation de leurs amulettes prophylaƈtiques. *Kircher* (78) rapporte à ce ſujet un témoignage hiſtorique dont on ne peut ſuſpeƈter l'authenticité. Ainſi cette méthode d'employer l'aimant, dont nous recherchons ici l'origine, & que tant d'auteurs ſemblent regarder comme nouvelle, remonte à l'antiquité la plus reculée, & l'on ne peut douter au moins, qu'elle n'ait été en faveur dans les anciennes coutumes des Egyptiens.

Quoique les Grecs euſſent puiſé chez ce peuple les premiers élémens de leurs connoiſſances, cependant leurs plus anciens auteurs ne font aucune mention des vertus de l'aimant employé en topique (79). Les auteurs latins, tels que *Celſe* & *Pline*, ne paroiſſent pas l'avoir connu ; *Galien* même ne l'a pas indiqué.

Le premier Auteur Grec qui paroit en faire une mention expreſſe,

---

(78) Lib. 1, part. 1, cap. 5, p. 22. *Certè magnetem quoque ad* περίαπτα *ſive amuleta prophylaƈtica Ægyptios veteres adhibuiſſe Hieroglyphicus ille Heliocantharus ſeu ſcarabæus, quem non ita pridem* Joannes Gravius *Anglus ex Ægypto ſecum attulit, ex vivaciſſimo magnete effigiatus, ſatis ſuperque teſtatur.*

(79) Ariſtote, ſeulement en parlant de l'aimant blanc, rapporte quelques détails qui ſont relatifs à notre objet. *Idem dicit Ariſtoteles, quòd ſpecies magnetis ſunt valdè diverſæ.... & quædam trahit carnes humanas, & dicitur ridere homo cùm a tali trahitur magnete, & manere apud ipſum donec moritur, ſi valdè magnus eſt lapis.* &c. &c.

Albert. Magn. Oper. phyſ. traƈt. 3, cap. 6, pag. 243, *de ligaturis & ſuſpenſionib. lapid.*

eſt *Aetius d'Amida* (80), qui vécut vers le cinquième ſiècle. Le caractère de cet auteur eſt une nouvelle preuve que la méthode d'appliquer l'aimant en topique, a pris ſa ſource dans les anciennes coutumes de l'Egypte. On ſait qu'*Aetius* aimoit beaucoup les applications des remèdes externes. Il a donné des remarques ſur les charmes & les amulettes qui étoient en ſi grande vogue chez les Egyptiens. On le regarde même comme le premier médecin grec depuis l'ère chrétienne, qui parle de ces amulettes. Ne feroit-il donc pas naturel, ſur-tout ſi le ſilence de tous ſes prédéceſſeurs étoit bien conſtaté, de penſer qu'il auroit pris ce qu'il rapporte ſur l'aimant, dans une ſource où il paroît avoir puiſé le premier ? Ajoutons qu'*Aetius* rapporte ce qu'il dit ſur cet objet, comme une tradition : *Tradunt*, &c. Elle apprenoit que les goutteux tourmentés de douleurs, ſoit aux mains, ſoit aux pieds, s'en trouvoient délivrés en tenant à la main une pierre d'aimant, & que cette ſubſtance étoit également utile dans les convulſions.

Après *Aetius*, nous trouvons pluſieurs auteurs qui font mention de cette manière d'employer l'aimant extérieurement. *Alexandre de Tralles* (81) aſſure qu'elle guérit les douleurs des articulations, en la portant ſur ſoi. Parmi les Arabes, *Hali Abbas* * veut qu'elle remédie aux douleurs des pieds & aux ſpaſmes, étant ſuſpendue au cou, ou tenue à la main. Suivant *Marcel l'Empirique* (82), philoſophe françois & médecin de Bordeaux, qui vécut ſous les Empereurs Gratien & Théodoſe, vers l'an 388, elle calme les douleurs de tête, étant attachée au cou, ou à quelque partie qui en ſoit voiſine.

* *Zwinger*, §. 11.

Doit-on ajouter à ces autorités, ce que *Marbod* rapporte dans un chapitre particulier, ſur la pierre qu'il déſigne par le mot *Adamas* ? On en diſtingue, dit-il, quatre eſpèces, dont la dernière eſt fournie par une mine ferrugineuſe ; elle a de commun avec les autres, la propriété d'attirer le fer. Cette ſubſtance, ſuivant *Marbod* & *Albert-le-Grand* (83), eſt d'un grand ſecours dans la magie. Attachée au bras gauche, elle diſſipe les ſonges, les rêves & les vains fantômes de la nuit ; elle chaſſe le venin, guérit de la folie, appaiſe les querelles & diſſipe les ennemis. Elle procure ſur-tout à ceux qui la portent, l'avantage de les rendre invincibles par ſon admirable vertu.

Ces paſſages dont nous trouvons la confirmation dans le grand nombre d'auteurs qui, à l'exemple de *Marbod*, ont écrit ſur les pierres

(80) Lib. 2, Tetrabl. cap. 25.

(81) Lib. 11, pag. 526. Edit. de Strasbourg, 1549.

(82) *De Medicam. empiricis*, *liber unus*, cap. 1, pag. 35. Baſil. 1536.

(83) *Marbod.* Adamas, cap. 1, p. 7. *Albert. Magn.* tract. 1, cap. 1, p. 227, Adamas.

dans les derniers ſiècles, ces paſſages, dis-je, méritent, dans l'hiſtoire de l'aimant, une diſcuſſion particulière qui ne peut être déplacée ici. En conſidérant ce que les anciens ont dit de la pierre *adamas*, il ne paroît pas qu'ils entendiſſent le diamant, au moins le diamant ſeul, tel que nous le connoiſſons. Ce mot déſignoit pour eux un genre, plutôt qu'une eſpèce, auquel ils rapportoient pluſieurs pierres de nature très-différente, mais qu'ils croyoient pourvues des mêmes vertus. *Encelius*, parmi pluſieurs auteurs, nous en offre ſur-tout la preuve (84). Parmi ces différentes eſpèces de pierre, on ne peut guères douter que les anciens n'aient confondu la pierre d'aimant, telle qu'on l'a connue dans ces temps peu recommandables par l'exactitude des connoiſſances & des écrivains. Premièrement, nous voyons qu'on s'eſt ſervi du mot *adamas* pour déſigner l'aimant : c'eſt delà que nous avons emprunté ce terme dans notre langue. Ménage le dérive de *adamante*, ablatif de *adamas* dont on a uſé, dit-il, en cette ſignification. Il rapporte en preuves pluſieurs autorités (85). Le dictionnaire de Trévoux approuve cette étymologie. Guichard va plus loin ; il prétend que *adamas* ſignifie proprement la pierre d'aimant, & qu'elle a été ainſi appelée du mot hébreu *adam*, qui ſignifie *rouge*, parce qu'en effet il y en a une eſpèce de rougeâtre. L'aimant a donc été auſſi connu ſous le nom d'*adamas* qui lui étoit commun avec le *diamant*.

Ajoutons que l'*adamas* des anciens avoit, quant aux propriétés phyſiques, à la nature, à l'origine qu'ils lui attribuoient, la plus grande analogie avec l'aimant. Ainſi, dit *Albert-le-Grand*, on regardoit le fer comme la matrice dans laquelle ſe formoit cette pierre. Ainſi, ſuivant *Marbod*, la dernière de ſes quatre eſpèces ſe trouvoit dans une mine ferrugineuſe, & de même que toutes les autres, elle avoit la propriété d'attirer le fer. A ce ſujet on doit bien remarquer que les auteurs (86) la déſignoient particulièrement comme ayant l'aſpect ou le brillant métallique du fer, & qu'ils lui ont donné le nom de *ſideritis*; dénomination que les Grecs ont auſſi donnée à la pierre d'aimant, ſoit à cauſe de ſon action ſur le fer, ou de ſa nature ferrugineuſe, ſoit à raiſon de ſon origine.

---

(84) 3ª. *Species, cyprius vergens ad colorem æreum efficaciſſimus in medclis.* 4ᵉ. *Species, ſideritis ferrei ſplendoris, pondere reliquos antecellens : ſed naturâ his diſſimilis.... Hi duo poſtremi ſunt degeneres & nominis tantùm habent autoritatem.* De Lapid. & Gemm. lib. 3, cap. 10, pag. 178.

(85) *Acta SS. april.* tom. 1, pag. 19. *La Vie de S. Valric*, chap. 2. Voyez auſſi les Mém. de l'Acad. de Dijon, tom. 2, pag. 540.

(86) *Pline* parle d'un *adamante* qui eſt noir, peſant, fort dur, & qui a la propriété d'attirer divers métaux. *Heſychius* dit que cette pierre eſt une eſpèce de fer. *Mém. de l'Acad. de Dijon*, 2ᵉ. *vol. pag.* 541.

Enfin on doit ajouter que les anciens ont reconnu dans la pierre *adamas*, les mêmes propriétés médicinales, les mêmes qualités sensibles que dans la pierre d'aimant, considérée, comme nous l'avons dit plus haut *, sous le rapport de substance ferrugineuse. On ne voit pas aussi une analogie moins marquée dans les vertus qu'ils lui accordoient étant portée en amulette, & qui, comme il est facile de s'en assurer, se rapprochent singulièrement dans un grand nombre de points (87) de celles qu'on attribuoit à l'aimant employé de la même manière. Peut-on douter, après tant de preuves, que les anciens, qui en traitant à part de la pierre d'aimant l'ont considérée d'une manière si particulière, ne l'aient encore décrite au moins dans quelques-unes de ses variétés, en la rapportant au genre de celles qu'ils ont désignées sous le nom d'*adamas*, & que pour avoir une connoissance parfaite de ce qu'ils ont dit des propriétés & des vertus de cette substance, on ne doive consulter & rapprocher ce qu'ils ont écrit sur *l'adamas* & ses différentes espèces ? Mais laissons là des objets sur lesquels l'éloignement des temps ne permet pas de porter plus exactement le flambeau de la discussion, & reprenons l'histoire de la nouvelle méthode d'employer l'aimant.

* Voyez p. 543.

Les auteurs qui ont écrit depuis la renaissance des lettres, ont adopté en grand nombre les assertions des anciens sur cet objet. Ainsi *Gilbert* & le *père Cabée* qui citent *Hali Abbas*, *Stockerus* qui rapporte le passage d'Aétius, & plusieurs autres auteurs (88), font mention des propriétés que l'on avoit attribuées à la pierre d'aimant pour dissiper les maux de tête, remédier aux spasmes, & calmer les douleurs de goutte. *Rattray* (89) la vante comme ayant la vertu de dissiper la céphalalgie. *Houllier* rapporte, d'après le témoignage des anciens, qu'en l'appliquant à la tête, elle en calme les douleurs. *Boetius*, *Mylius* & beaucoup d'autres (90), font aussi mention de cette propriété. Suivant *Kircher*, la pierre d'aimant portée au cou passoit pour guérir les spasmes, calmer les douleurs de nerfs, & pour hâter l'accouchement étant tenue à la main. Nous trouvons cette dernière vertu de l'aimant consignée

---

(87) *Adamas* abortum præcavet,.... concordiam facit,.... incantamenta, incubum tollit,.... metus vanos pellit,.... partum facilitat..... *Wolff de Amuletis*, pag. 32, 79, 90, 144, 226, 272, 267.

(88) *Bartholinus* de Lapid. nephrit. cap. 10, pag. 27, §. 36. *Gabriel Fontanus*, Medicin. anti-hermetic. sect. 3, c. 4, p. 176. *Godof. Steghius*, Medicin. Practic. l. 7, p. 330. *Joh. Dan. Mylius*, Antidotar. Med. chim. l. 1, c. 6, p. 63. *Wolff* de Amuletis, cap. 2, sect. 1, pag. 44.

(89) Theatr. sympath. pag. 23.

(90) *Mylius*, Basil. chim. lib. 4, cap. 18. *Wolff* de Amul. cap. 2, sect. 1, pag. 65. *Joh. Jacob. Weckerus* de Secret. lib. 5, cap. 4, p. 135. *Michael Bapstius*, part. 1, pag. 189.

dans plusieurs auteurs (91), notamment dans *Boetius*. *Ettmuller* qui en a fait mention ajoute, d'après *Pierre Borel*, que la pierre d'aimant portée au cou, exempte les femmes de la suffocation de matrice ; & suivant *Zwinger*, §. 11, qu'elle remédie aux spasmes occasionnés par les vents, *spasmo flatulento*. Le même *Borel* (92) rapporte qu'on s'en servoit aussi contre les douleurs des dents, des yeux & des oreilles, mais que l'on cachoit la manière de l'employer, manière fort simple, & qui consistoit à frotter avec l'aimant les parties affectées.

Tous les auteurs, dans la suite de ceux du moyen âge que nous passons ici en revue, ne se sont pas contentés de recueillir de la sorte de simples passages épars & isolés dans les anciens. Quelques-uns se sont occupés du soin de faire fructifier & d'étendre cette doctrine. On n'avoit jusqu'alors reconnu d'autre action à l'aimant que sur les nerfs, & toute son efficacité se bornoit à remédier aux spasmes, à calmer les vives douleurs & les convulsions. Paracelse (93) crut devoir l'étendre aux viscères & aux différentes humeurs, sur lesquels l'aimant lui parut avoir une action non moins réelle, mais d'un tout autre genre.

Il attribuoit à l'aimant une propriété d'attirer, qu'il regardoit comme très-importante & très-utile dans le traitement d'un grand nombre de maladies du genre principalement de celles qu'il nommoit matérielles. Telles étoient sur-tout les maladies qui avoient pour cause un principe, qui, d'abord concentré dans un foyer particulier, se répandoit ensuite dans les différentes parties du corps, d'où il étoit susceptible d'être rappelé vers le lieu de son origine. Paracelse rangeoit dans cette classe les affections nerveuses, qui, comme on l'observe en général dans l'épilepsie, naissent souvent d'un point déterminé, & se propagent ensuite par une sorte d'expansion plus ou moins rapide dans toute l'habitude du corps. Il comptoit également dans ce nombre les maladies qu'occasionnent dans leur cours, les humeurs qui, sortant de leurs limites, dérivent & se répandent en donnant lieu à ce que les anciens ont nommé *flux* ou *fluxions*. Dans ces différentes circonstances, Paracelse reconnoissoit dans l'aimant la propriété d'attirer le principe morbifique, & de le rappeler vers sa source naturelle. Il attachoit la

(91) *Welschius*, Miscell. Acad. Leopold. Cæsar. Curios. D. 1, A. 4 & 5. *Bartholinus* de Lap. nephrit. cap. 10, sect. 26, §. 34. *Petrus Bayerus* de Med. human. corpor. malis, pag. 347. *Boetius*, lib. 2, cap. 52. *Wolff* de Amulet. pag. 263, 264, 268, 269. *Mich. Bapstius*, part. 1, pag. 95. *Rhumelius* in Nymphographiâ, cap. 12.

(92) *Observation. cent.* 4, Paris. 1656, pag. 224. *De Periaptis*, obs. 36, cent. 3, p. 339. *Scalpella Magica*, obs. 75, cent. 4.

(93) *Paradoxor. tom. genuin.* 7 de Magnete, pag. 75. Francof. 1603.

plus grande importance à une pareille ressource, la véritable guérison de ces maladies consistant, selon lui, à travailler & mûrir les humeurs contre nature qui les produisent, à les préparer à être évacuées : élaboration & préparation qui ne pouvoient être mieux opérées qu'en rappelant & contenant ces humeurs dans leurs foyers propres & particuliers.

Fondé sur ces principes, Paracelse vantoit l'efficacité de l'aimant dans les divers écoulemens, soit lymphatiques, soit sanguins, qui sont particuliers aux femmes, dans les différentes espèces de diarrhée & dans les hémorrhagies. Il le recommandoit également pour épuiser ou tarir la source des humeurs qui dans l'hydropisie s'épanchent dans le tissu cellulaire, ou qu'on voit dans la jaunisse se porter à la peau. Dans les fluxions sur les yeux, les oreilles, le nez, la bouche, ou sur les membres, l'aimant, suivant lui, est un moyen unique d'opérer la révulsion. Quand ces humeurs se font jour à l'extérieur, & produisent des plaies, des fistules, des ulcères cancéreux ou fistuleux, on doit dans le traitement avoir recours à l'action révulsive de l'aimant.

Dans les affections nerveuses, l'aimant n'étoit pas d'un moindre secours. Paracelse le vantoit pour calmer les spasmes, le tétanos ; pour dissiper les attaques hystériques, & tous les accidens qui dépendent de la suffocation utérine. Il le croyoit particulièrement propre pour les spasmes des femmes enceintes. Il le recommandoit aussi comme un moyen très-efficace de prévenir les accès d'épilepsie, en enchaînant pour ainsi dire les traînées nerveuses dans le foyer où elles se mettent en mouvement pour se porter à la tête. Après les avoir ainsi fixées & prévenues, il étoit persuadé qu'on pouvoit se promettre d'en détruire entièrement la cause.

Dans ces différentes maladies, Paracelse expose sa méthode d'appliquer l'aimant. Il faisoit usage également des deux pôles; c'est au moins ce qu'on peut inférer de la distinction qu'il faisoit entre ce qu'il appeloit le ventre & le dos de l'aimant. Comme on étoit persuadé de son temps que cette substance attiroit par un pôle, & qu'elle repoussoit par l'autre, il se servoit de celui qui repousse pour réprimer la portée trop vive des humeurs, & de celui qui attire pour les rappeler à leur source. Il ne regardoit au reste ce traitement que comme palliatif. Quand les humeurs étoient rappelées & contenues dans leurs foyers particuliers, il s'agissoit de travailler à leur maturation, & de les préparer à être évacuées par leurs émonctoires naturels. Ces indications demandoient pour être remplies les secours ordinaires & connus.

On voit combien, d'après ces idées, le magnétisme avoit pris d'extension. On ne borna pas là son étendue. A l'action connue de l'aimant sur les nerfs, Paracelse avoit ajouté la propriété d'agir sur les humeurs & de les attirer. Ses diſciples & lui crurent devoir lui attribuer encore la même vertu, ſur les différens viſcères. L'aimant, dit *Van-Helmont* (94), ayant ſur les inteſtins la même action que ſur le fer, il eſt propre à guérir les hernies. Il le recommandoit auſſi contre les catarrhes, qu'il diſoit être, dans ſon langage, *de naturâ martis*. Toutes les eſpèces de magnétiſme, ajoute le même auteur, peuvent être employées au ſoulagement du corps humain. En déterminant une application magnétique, ſuivant le procédé qu'il décrit, de manière que l'action attractive ait lieu vers les lombes, & que la force répulſive ſoit appliquée vers les cuiſſes, on peut, ſuivant lui, s'oppoſer à l'avortement des femmes. Dans l'application inverſe ou contraire, l'aimant ſert merveilleuſement à faciliter l'accouchement. C'étoit par ſon action ſur la matrice, qu'on expliquoit comment l'aimant produiſoit ces effets. On lui attribuoit auſſi la même action ſur le corps de l'enfant. Ainſi on avoit recommandé, dans les cas où les femmes ſont menacées d'avortement, d'appliquer de l'aimant ſur le nombril (95), parce qu'on penſoit qu'il avoit la vertu d'attirer l'enfant comme il attire le fer, & de l'empêcher de deſcendre. *Aſtruc* rapporte cette opinion (96).

Tels ſont les principaux traits de la doctrine de Paracelſe ſur le magnétiſme ; doctrine ſur laquelle nous avons à faire une remarque digne d'obſervation.

Nous avons vu, en parlant de l'action de l'aimant ſur le fer, que les auteurs, pour en tirer un plus grand parti en médecine, l'ont fait entrer dans un grand nombre de préparations, ſoit pour l'uſage intérieur, ſoit pour des applications purement externes. On en a fait autant, relativement à la propriété de l'aimant que nous examinons. Les auteurs ont cru pouvoir introduire cette ſubſtance dans pluſieurs compoſitions, pour tirer plus d'avantage de ſon action ſur les nerfs, ſur les viſcères & les différentes humeurs. Nous n'examinerons point ici, ſi, ſous ce dernier rapport, la méthode de réduire l'aimant en poudre, détruit auſſi abſolument que dans le premier cas, l'efficacité qu'on en attend ; mais on ne peut douter qu'on n'ait célébré pluſieurs compoſitions magnétiques, telles que nous venons de les indiquer. Nous en rapporterons quelques exemples.

---

(94) *De Magneticâ vulner. curatione*, pag. 454, edit. 4ª. Lugd. 1667. *Zwinger*, §. 14.

(95) *Varandæus* de morb. mulier. lib. 2, cap. 5, p. 607. *Hoeferus* Hercul. medic. lib. 7, cap. 3, pag. 321. *Sennert.* lib. 3, pract. pag. 408. *Wolff* de Amul. 1692, Lipſ. cap. 2, ſect. 1, pag. 32.

(96) *Malad. des Femm.* lib. 3, tom. 5, pag. 347.

Premièrement nous voyons que les auteurs ont fait entrer l'aimant dans plusieurs compositions ou remèdes auxquels ils attribuoient une efficacité vraiment magnétique, contre des maladies, pour la plupart les mêmes que celles contre lesquelles ils avoient reconnu dans l'aimant, appliqué en amulette, une efficacité marquée. Telles sont spécialement les affections convulsives, ou douloureuses des nerfs. Ainsi nous trouvons dans la pharmacopée de *Schroeder* (97) la composition d'un emplâtre fort estimé pour appaiser les douleurs de la goutte, fait avec l'aimant calciné & de la cire. L'emplâtre de *Paracelse* contre la goutte (98) contenoit également l'aimant ; il entroit aussi dans le gargarisme contre les douleurs de dents, dont *Stockerus* (99) donne la composition. L'aimant faisoit encore la base de plusieurs emplâtres (100), tels que l'emplâtre attractif contre la manie, de *Paracelse ;* l'emplâtre de *Quercetan*, contre les membres convulsés ; l'emplâtre stictique de *Crollius*, auquel, entre autres propriétés, on attribuoit la vertu de calmer les douleurs des plaies, de dissiper l'enflure de la tête, d'être bon pour les nerfs coupés ou contus, & d'enlever les douleurs qui ont leur siège dans le dos, en l'appliquant sur la partie souffrante.

On employoit également l'aimant dans certaines compositions contre des affections purement humorales, pour lesquelles l'application extérieure de l'aimant avoit été célébrée. *Zwinger*, rapporte §. 11, d'après *Rueus*, qu'on le faisoit entrer dans les remèdes recommandés contre certaines affections des yeux, telles que *l'epiphora* ou larmoiement (101). On trouve de même dans *Mylius* la recette d'un élixir contre les catarrhes, dont l'aimant faisoit partie. Enfin nous voyons qu'on a attribué à certaines préparations magnétiques la même action qu'à l'usage de l'aimant en topique, sur certains viscères. Ainsi *Rosencreuzer*, dans son *Astronomia inferiorum*, a vanté un emplâtre d'une grande efficacité contre la descente de matrice, composé avec l'aimant, la chaux vive & la graisse d'ours. Suivant *Ettmuller* on forme avec ces substances, mises à digérer dans l'esprit-de-vin, une masse de consistance emplastique, avec laquelle si l'on frotte la région du dos ou de l'os sacrum, on voit, dit-il, la matrice se remettre aussitôt. *Zwinger* a rapporté la même recette §. 14, ainsi que *Mylius*, sous le nom d'*emplastrum magnetis ad procidentiam uteri.* On doit remarquer ici qu'il ne s'agit aucunement d'employer le fer dans ces sortes d'applica-

(97) *Tom. 2 de la Minéralog.* ch. 8, art. 12, pag. 339. *Comment. d'Ettmuller.*

(98) *Mylius*, Basil. chim. loc. cit.

(99) *De dolor. dentium & dentib. perforatis*, pag. 132, lib. 1, cap. 19.

(100) *Mylius*, Basil. chim.

(101) *Francisc. Rueus* de Gemm. lib. 2, cap. 24.

tions, comme nous l'avons dit des emplâtres magnétiques pour les hernies; ce qui fait voir que leur efficacité ne vient pas de l'action attractive de l'aimant sur le fer, mais de son action vraiment magnétique sur les nerfs ou les viscères. On a de même, sous ce dernier rapport, employé l'aimant en emplâtre contre les hernies, comme on peut le voir par plusieurs passages d'auteurs (102). Dans ces cas, c'étoit sur la région des lombes qu'on l'appliquoit, c'est-à-dire, vers l'origine des nerfs ou des ligamens qui sont particuliers aux intestins.

Jusqu'ici la lecture des auteurs ne nous a offert que des vestiges, des parties détachées d'un ancien corps de doctrine sur la médecine magnétique, sans indiquer sur quels fondemens elle avoit été élevée. Rien ne fait connoître si cette opinion avoit eu l'expérience pour base, ou si elle étoit le fruit de cet esprit de systême qui, dans les temps que nous venons de parcourir, prédomina d'une manière si funeste dans les sciences. Les auteurs qui nous restent à examiner s'occupèrent du soin d'en approfondir les sources dans leurs recherches.

Lorsque vers le commencement du dernier siècle le goût de la physique expérimentale commença plus particulièrement à se répandre, les phénomènes de l'aimant attirèrent l'attention d'une manière spéciale. Ce fut principalement à sonder les ténèbres de cette merveille de la nature, qu'on appliqua la lumière nouvelle qui venoit de luire. Les propriétés physiques de l'aimant ne furent pas les seules soumises à l'expérience; ses vertus médicinales parurent aussi mériter quelque attention.

Dans le nombre des essais auxquels on se livra pour en constater la réalité, on recueillit, sur l'usage de cette substance en amulette, plusieurs succès remarquables, & qui parurent propres à justifier sous ce point de vue la croyance de l'antiquité. En parcourant les recueils des observateurs, on trouve des exemples de ces succès. Nous en citerons ici quelques-uns.

Pierre Borel, dans l'édition de ses Œuvres en 1656, *cent. 3. obs. 80*, fait mention d'une manie causée par la matrice, qui fut guérie en faisant porter pendant quelque temps à la malade un aimant appliqué sur la région de l'estomac.

On lit dans les Ephémérides d'Allemagne, pour l'année 1686, *déc. 2. ann. 5. pag. 473*, qu'une femme attaquée d'une goutte sereine, en fut manifestement soulagée en lui appliquant à la nuque du cou une pierre d'aimant de la meilleure qualité, & sur les yeux de petits sachets remplis de limaille de fer, pour diriger le courant magnétique vers les nerfs optiques.

Le *Mercure de France* rendit compte, *en 1726*, de l'observation

(102) *Ephem. German.* D. 2, A. 8, pag. 19, obs. 11.

suivante. (103) Un Religieux Bénédictin, âgé de vingt-neuf ans, attaqué depuis plusieurs années d'une foiblesse extrême, & de mouvemens convulsifs qui lui faisoient faire de fréquentes génuflexions, en fut subitement délivré en portant habituellement une pierre d'aimant. Les *Affiches de Besançon* (104) contiennent un fait à peu près pareil. On lit dans un autre recueil (105), qu'un jeune homme de vingt-un ans fut délivré d'un état des plus déplorables, & des convulsions les plus violentes, en lui appliquant au bras un aimant du poids de huit onces. Enfin, une fille de onze ans, attaquée d'une convulsion hystérique d'un genre singulier, qui lui faisoit courber le corps en avant, & le rejeter en arrière par de violentes secousses, avec perte de connoissance, écume à la bouche & contraction du pouce, comme il arrive aux épileptiques, reprenoit ses sens & sentoit ses convulsions diminuer, toutes les fois qu'on lui mettoit un aimant à la main (106).

C'est ainsi que par la voie de l'expérience, les Physiciens remontoient vers la source des vérités que les anciens leur avoient transmises. Encouragés par de premiers succès, on a lieu de présumer qu'ils multiplièrent leurs essais autant que l'importance du sujet paroissoit l'exiger. Il n'en fut pas ainsi : la route dans laquelle il falloit s'engager étoit longue, difficile à parcourir, & la nature des obstacles dont elle étoit semée, s'opposa sans doute à de plus nombreuses recherches.

Si l'on demande quelle étoit la source de ces obstacles, nous pensons qu'on peut en assigner plusieurs, mais sur-tout une principale.

Parmi les essais auxquels le hasard ou la curiosité des Savans donna lieu, plusieurs n'eurent aucun succès ; & leurs auteurs (107) en conclurent,

---

(103) *Mercure de France*, juillet 1726, pag. 1551. *Le Camus*, *Médecine-Pratique*, pag. 292.

(104) Un célèbre missionnaire, épuisé de voyages, de travaux & de fatigues, avoit le genre nerveux tellement attaqué, qu'il se soutenoit difficilement sur ses jambes, & que quand il vouloit boire, il pouvoit à peine, des deux mains, porter son verre à sa bouche. Depuis plusieurs années qu'il portoit sur sa poitrine une pierre d'aimant armée, il pouvoit faire à pieds des courses assez longues, & boire aisément d'une seule main. Il citoit d'autres personnes qui en avoient reçu le même soulagement. *Affich. de Besançon*, *Gazette salut.* 1768, n° 29. Voyez encore sur l'efficacité de l'aimant dans les tremblemens & les convulsions, *Andr. El. Buchneri Miscellan. medico-physico-mathematica*. A. 1729. Erford. 4°. *Commerc. litter. Norimberg* 1733, 4°. p. 206.

(105) Observation faite à Venise, *Gazett. salut.* 1761, n°. 23. *Biblioth. des Sciences & des Beaux-Arts*, 1759, pag. 234. *Excerptum totius Helveticæ nec-non Italicæ Litteraturæ*, pro anno 1759. Bern. pag. 247, tom. 1.

(106) Lettre de M. *Achille Mieg*, à Basles, du 6 décembre 1760. Voyez *Epistolarum ab Eruditis viris ad Albertum Hallerum scriptarum*, vol. 4, part. 1. Bernæ, 1774, pag. 342. *Bibliothèque universelle Allemande*. Berlin, 1775, vol. 28, 2e. part. pag. 452.

(107) *Gilb.* lib. 1, cap. 14. *Cabæus*, lib. 1, cap. 1, pag. 4. *Zwinger*, §. 11.

ſinon contre l'efficacité de l'aimant, au moins contre le jugement favorable qu'on en portoit. Dans cette oppoſition de ſentimens, il falloit pour diſſiper le doute, une ſuite d'expériences aſſez nombreuſes pour exclure les effets du haſard, & des moyens d'opérer aſſez forts, aſſez parfaits pour obtenir des réſultats marqués dans tous les cas, & ne pas s'oppoſer à la multiplicité des faits, par des épreuves douteuſes où entièrement inutiles; mais ces avantages manquoient préciſément aux premiers Phyſiciens. On ne connoiſſoit alors l'aimant que ſous la forme que lui donne la nature. On ſait combien, ſous cette forme, la pierre d'aimant eſt difficile à travailler. Les pièces néceſſaires aux expériences étoient ainſi très-rares & d'un prix exceſſif. Douée, d'ailleurs, d'une aſſez foible vertu, on ne pouvoit, avec quelque eſpoir d'obtenir au moins des effets marqués, employer la pierre d'aimant qu'en grande maſſe, (108) ce qui la rendoit alors incommode aux malades par ſon poids & ſon volume. Tous ces inconvéniens étoient bien capables de refroidir le zèle des Phyſiciens, & de nuire directement au ſuccès de leurs recherches. Heureuſement ces obſtacles n'étoient point inſurmontables; & bientôt une découverte importante offrit les moyens propres à les ſurmonter.

L'expérience ayant appris qu'on pouvoit, par de certains procédés, communiquer au fer, & ſur-tout à l'acier bien trempé, toutes les propriétés des pierres d'aimant naturelles, pluſieurs Phyſiciens s'appliquèrent avec un tel ſuccès à perfectionner ces procédés, qu'on parvint à ſurpaſſer la nature, c'eſt-à-dire, à faire des aciers aimantés, auxquels on ſut communiquer aſſez de vertu magnétique pour les rendre bien ſupérieurs en force aux meilleurs aimants naturels. C'eſt ſur-tout aux travaux de MM. *Knigt*, *Michell* & *Canton* en Angleterre, de M. *Duhamel*, de l'Académie des Sciences, & notre illuſtre Confrère, que la Phyſique eſt redevable de ces curieuſes & importantes découvertes. On s'empreſſa bientôt d'en profiter, pour rendre plus nombreux & plus ſûrs les procédés propres à faire connoître les effets du magnétiſme ſur l'économie animale. Alors, aux meilleures pierres d'aimant, que pluſieurs inconvéniens rendoient peu propres à ſeconder les vues des Phyſiciens, on ſubſtitua des pièces d'acier aimantées, dont on put à volonté multiplier le nombre, varier la forme & modifier l'application, dans leſ-

(108) Dans l'obſervation du *Mercure de France*, la pierre avoit le volume d'un œuf de pigeon; dans l'*Obſervation de Veniſe*, elle étoit du poids de huit onces. M. *Miſſa*, dans l'obſervation que nous citerons, dit que toutes les pierres qui étoient minces & de peu de ſurface, n'avoient point été utiles à ſa malade. M. *Klanch* avoit obſervé que pour réuſſir, la pierre devoit porter au moins ſix à ſept fois ſon propre poids, quoique cependant de plus petites euſſent ſuffi.

quelles

quelles sur-tout on put concentrer sous un petit volume des degrés considérables de force & d'activité. Enrichie de tous ces avantages, la partie médicale de l'aimant prit à cette époque une forme constante, & devint un art aussi varié dans le manuel de ses opérations, qu'on l'annonçoit fécond & puissant dans ses moyens.

Tandis que le zèle des plus grands Physiciens applanissoit la route qui devoit conduire les observateurs à de nouvelles recherches, l'expérience rassembloit les faits les plus propres à faire sentir toute l'importance de s'y livrer. La vertu de l'aimant étoit connue, & depuis long-temps employée pour la guérison des maux de dents; (109) mais ce secret étoit resté concentré dans cette classe d'hommes trop accoutumés à faire un mystère de ce qui peut leur profiter. Vers l'année 1765 les Physiciens s'en occupèrent. M. *Klarich*, Médecin du Roi d'Angleterre & Physicien à Gottingue, (110) la confirma par les essais les plus nom-

(109) Cette propriété de l'aimant étoit connue depuis long-temps; (P. *Borel* en a fait mention en 1656, cent. 4, obs. 75, p. 339. Voyez aussi *Hoffman*, *Differt. de Remed. anti-odontalgicis: respond. Susse*, Hal. M. 1700.); & l'on a lieu de présumer que c'est en cela que consistoit le merveilleux des guérisons qu'opéroient quelques charlatans adroits, par le seul contact d'un clou bien aimanté, ou d'une épée, d'un couteau préparés de même. Voyez *Gazett. salut.* 1766, n°. 2; *Affich. & Annonces*, *&c.* 1766, 7 mai, n°. 19; *Affich. de Bordeaux*, 6 & 13 février 1766.

Cet usage de l'aimant paroît venir de *Paracelse.* Il le recommandoit dans les fluxions sur les yeux, les oreilles, le nez & la bouche. C'étoit aussi sur les mêmes parties & pour les mêmes affections, suivant *Borel*, qu'on en faisoit l'application. *Quidam sunt*, dit cet auteur, *qui dentiscalpia, auriscalpiaque habent, quæ tactu solo dolores dentium, aurium & oculorum tollant. Ego verò cùm certò acceperim esse tantùm magnete tacta, id tibi revelare volui.* Quoi qu'il en soit de cette conjecture, cette méthode paroît avoir eu le même sort que celle qui consiste à employer l'aimant, pour extraire des parcelles de fer engagées dans quelques parties du corps humain. Elles furent l'une & l'autre connues & employées par les charlatans, avant que les observateurs eussent commencé à s'en occuper; & qui sait si le même hasard qui mit *Kerkringius* sur la voie d'éprouver la dernière de ces deux méthodes, ne fut pas aussi l'occasion des essais tentés avec l'aimant par le docteur *Klarich*, contre les maux de dents? Cet auteur au moins n'a point rendu compte des circonstances qui le déterminèrent à faire ses expériences.

(110) M. *Klarich* paroît avoir fait ses expériences en 1765. Elles furent annoncées en France dans les Journaux de cette année. Voyez *Affich. & Annonces*, feuille du 12 juin 1765. *La Bibliothèque universelle des Sciences & des Arts* pour cette année, en fait aussi mention.

M. *Klarich* rendit compte de ses essais à la Société royale des Sciences de Gottingue. Il les publia ensuite dans les *Feuilles de Gottingue & le Magasin d'Hanovre*, (mars 1766.) On peut consulter sur ces détails, le *Journal encyclop.* 15 mars 1766; les *Affich. & Annonc.* 12 juin 1765 & 7 mai 1766; la *Gazet. salut.* 1765, n°. 18; 1766, n°. 15; le *Journal économique*, janvier 1767, pag. 46, où l'on trouve insérées, à l'article *Allemagne*, une *lettre du journaliste de Hambourg à M. Klarich*, *médecin du Roi de*

breux. On ignore les circonstances qui le mirent sur cette voie de recherches. Il semble qu'à cette époque il n'y eût, au moins pour le plus grand nombre des auteurs, absolument rien de connu touchant l'action de l'aimant sur les nerfs. Les expériences de Gottingue parurent être les premières faites en ce genre. Ainsi l'on donna à cette méthode d'employer l'aimant, le nom de remède Anglois, & l'on attribua à l'Angleterre la gloire d'en avoir fait la découverte. (111) On voit par l'exposé historique que nous avons donné, ce qu'on doit penser sur cet objet. Quoi qu'il en soit, les essais de M. Klarich publiés dans les journaux, donnèrent l'éveil aux observateurs, & naissance à des travaux suivis, que favorisa la découverte des aimans artificiels. On s'attacha d'abord à l'application de l'aimant contre les maux de dents. *Von Aken*, apothicaire à Orebo, & M. le Professeur *Stromer*, l'expérimentèrent en Suède. (112) On en obtint d'heureux effets à Pétersbourg. (113) En Angleterre, en Allemagne, (114) les épreuves furent réitérées avec le même succès.

On ne se contenta pas de constater cette vertu de l'aimant ; on présuma facilement qu'en étendant son usage à d'autres maladies dépendantes également de l'affection des nerfs, on obtiendroit de son application de pareils avantages. M. *Klarich* avoit porté ses recherches sur cet (115) objet. Il avoit éprouvé de bons effets de l'application de

---

la Grande-Bretagne, & physicien à Gottingue, au sujet de la guérison du mal de dents par le moyen de la pierre d'aimant, & la *réponse de M. Klarich à cette lettre.*

(111) *Affich. & Annonc.* n°. 14, 1er. avril 1772. Voyez aussi l'*Observation du Missionnaire*, *Affich. de Besançon*, *Gazette salut.* 1768, n°. 29.

(112) *Gazette salut.* 1766, n°. 3 ; 1765, n°. 24. *Affich. & Annonc.* 7 mai 1766, n°. 19 ; 1er. avril 1772, n°. 14.

(113) *Lettre anonyme de Pétersbourg, sur la vertu de l'aimant artificiel pour la guérison des maux de dents. Gazette salut.* 1765, n°. 34. *Journ. encyclop.* tom. 5, part. 3, pag. 129. Cette lettre est insérée dans la *Gazette littéraire de Ratisbonne*, & rapportée par M. *Buc'hoz* dans la *Médecine moderne.*

(114) *Extrait d'une lettre de M. Boesnier de la Touche à l'auteur du* British-Magazine, *concernant la vertu de l'aimant pour guérir le mal de dents. Gazette salut.* 1766, n°. 3. *Gottingische Anzeigen von gelehrten sachen*, 1765. M. *Kæstner*, pag. 252, M. *Hollman*, pag. 777, rapportent plusieurs cas où les douleurs de dents furent guéries par l'aimant artificiel. Voyez encore *Specim. inaugur. de odontalgiâ, ejusque remediis variis, præcipuè magnete.* Franc. Ernest. *Glaubrecht.* Argentorat. 1766. *Spielman*, *Mat. med. Institut.* Argentorat. 1774, pag. 405. *Neue versuche, &c.* c'est-à-dire, *nouvelles expériences de la guérison du mal de dents au moyen de l'aimant artificiel*, par M. Hesse, à Konisberg, 1766. *Gazette salut.* 1766, n°. 29.

(115) Un malade fut guéri d'une violente attaque de goutte aux mains par la pierre d'aimant, en la tenant un jour entier dans sa main. Ce fait, communiqué par M. *Trendlenburg*, médecin à Lube, s'accorde avec la citation d'*Aetius* que nous avons rapportée. Un homme ressentit aussi beaucoup de soulagement

l'aimant en certains cas, contre les douleurs des membres, la surdité, la paralysie.

M. *Weber*, Docteur en Médecine à *Walsrode*, fut un des premiers en Allemagne, à marcher sur ses pas. Dans l'année 1767 il communiqua à l'Académie Royale de Gottingue, un Mémoire dans lequel il détailloit la guérison d'une incommodité singulière, à laquelle étoit sujet un vieillard de soixante-douze ans. Cet homme avoit contracté, à la suite d'un violent accès de colère, un dérangement dans la vue, qui lui faisoit voir doubles & triples de l'œil droit tous les objets près de lui. Cet œil étoit resté foible, affecté de larmoiement; & toutes les fois qu'il toussoit, il y sentoit des douleurs plus ou moins vives. L'œil gauche n'avoit souffert aucune altération. En appliquant, à trois différentes reprises par jour, pendant une heure chaque fois, un aimant artificiel au coin de l'œil, le malade fut parfaitement guéri dans l'espace de seize jours.

M. Weber multiplia dans la suite ses épreuves de l'aimant dans les maladies des yeux, & il recueillit ses observations dans un Ouvrage (116) qu'il publia dans le cours de la même année.

Ces exemples de l'efficacité de l'aimant dans différentes maladies, ne tardèrent pas à se multiplier. Dans un petit Journal (117) publié par M. *Gesner*, il est fait mention d'une douleur très-forte, survenue à un doigt qui venoit d'être guéri d'une inflammation. L'aimant qu'on

---

par le même moyen, dans une paralysie opiniâtre dont il étoit affecté. L'aimant n'eut pas moins de succès dans un cas de surdité. Le malade entendoit difficilement, & se plaignoit de bourdonnemens dans les oreilles. M. *Klarich* lui fit appliquer l'aimant pendant un mois entier, trois fois par jour durant quelques minutes. *Journal économiq.* janvier 1767, pag. 46; *Magasin d'Hanovre*, 1766. *Médecine-Pratique de Le Camus*, pag. 253.

(116) *Observations sur l'efficacité de l'aimant artificiel contre certaines affections des yeux*, tirées d'un ouvrage de M. *Christophe Weber*, imprimé à Hanovre sous ce titre: *Die Wurgkung des Kunstlichen Magnets &c.* 1767.

Cet ouvrage contient quatre observations. La première, que nous venons de citer, fut faite à la fin du mois de décembre 1766. On la trouve insérée dans le *Magasin de Berlin*, 4e. partie, 3 vol. & dans la *Bibliothèque univers.* de l'année 1766, pag. 583.

Il s'agit dans la seconde observation, d'une inflammation aux deux yeux, dont un jeune homme fut attaqué pour avoir eu froid dans l'eau; dans la troisième, d'une femme âgée, affectée, depuis une violente fluxion, de grands maux de tête, de goutte-sereine & de douleurs continuelles dans les yeux; dans la quatrième, d'un homme âgé de 60 ans, sujet aux catarrhes, & affligé depuis vingt ans d'une grande foiblesse de l'œil droit. Par l'application de l'aimant, que l'on répéta chaque jour à différentes reprises, tous ces malades furent guéris en peu de temps. Voyez *Gazette salut.* 1767, n°. 25; 1769, n°. 38; 1774, n°. 45.

(117) *Schwaben zur Artzney Gelarheit*, Nordlingen, 1767, vol. 1.

y appliqua augmenta la douleur qui se continua par le bras jusqu'à la poitrine, causa des défaillances, &c. On répéta l'application de l'aimant, les mêmes symptômes se présentèrent ; mais après la troisième application les douleurs du doigt furent entièrement dissipées. En 1768 on constata par des observations, (118) que l'aimant porté sur la poitrine, soulage beaucoup les personnes dont les nerfs sont affoiblis. L'année suivante la *Gazette Littéraire de Berlin*, 1769, rendit compte d'une observation sur un rhumatisme du genou, soulagé par l'application de l'aimant, & guéri tout-à-fait par ce remede administré pendant deux mois. En 1770, on vit paroître également à Berlin un Mémoire sur les effets de l'aimant artificiel, (119) où l'auteur, après avoir donné un dénombrement des Ouvrages écrits sur cette matière, rapporte le précis de l'observation précédente sur le rhumatisme. Enfin, dans l'année 1772, M. *Ludwig* soutint sous la présidence de M. *Reichel*, une thèse publiée à Lipsic (120), où l'on trouve, outre beaucoup de raisonnemens, un grand nombre d'observations publiées dans différens Traités, sur les effets salutaires de l'aimant dans des cas de goutte, de rhumatisme & de maladies de nerfs.

Cependant, après tant de faits, l'émulation s'étoit refroidie sur cet objet. Les expériences de M. Klarich sur les maux de dents étoient oubliées, parce qu'elles n'étoient pas répétées ou parce qu'elles ne réussissoient pas, & l'on ne s'occupoit plus des vertus de l'aimant contre les maladies nerveuses, lorsqu'en 1774 ce genre d'essais prit une nouvelle faveur. Cette année nous offre en Allemagne une des époques les plus remarquables dans l'histoire du magnétisme. Ce fut au moins vers ce temps que la méthode d'administrer l'aimant y fut plus spécialement perfectionnée d'une manière très-avantageuse. Depuis qu'on avoit substitué les aimans artificiels aux pierres naturelles, on s'étoit borné, pour l'ordinaire, à ne les employer que pour des applications momentanées plus ou moins longues, & que l'on répétoit chaque jour à différentes reprises. On crut devoir préférer à cette méthode des pièces aimantées, qui seroient d'un usage constant en les fixant à nu sur la peau. On en avoit déja tenté depuis deux ans l'application sur la poitrine ; en France, contre les palpitations & les maladies de nerfs ; en Angleterre, (121) contre les douleurs d'estomac & la cardialgie. Ce premier

(118) *Berlinische Magazin*, vol. 4. *Gazette littér. de Berlin*, 1768. *Franckforten neue Anzeigen*, vol. 8.

(119) *Berlinische Sammlungen zur Beforderung der Artzney Wissenschaffien*, tom. 2. Berlin, 1770.

(120) *De Magnetismo in corpore humano*. Lipf. 1772. Voy. aussi *la Mat. méd. de M. Spielman*. Nous devons à cet homme célèbre quelques-uns des détails que nous venons d'exposer dans cet article.

(121) *Biblioth. univ. Allem.* vol. 26, 1re. part. pag. 183. *Correspond. d'Hambourg*, n°. 14, 1775.

exemple avoit même été ſuivi pour quelques autres parties du corps; mais l'emploi des armures magnétiques n'étoit pas encore devenu d'un uſage général.

La circonſtance à laquelle il paroît que nous ſommes principalement redevables de ce nouveau degré de perfection dans la méthode magnétique, mérite d'être rapportée. Le Père *Hell*, célèbre Aſtronome à Vienne en Autriche, étoit parvenu à faire des aimans artificiels auſſi forts que ceux de France & d'Angleterre; mais il n'en avoit encore fait aucun uſage dans le traitement des maladies : en 1774 une dame qui ſouffroit pendant l'été de violentes crampes d'eſtomac, l'envoya prier de lui prêter pour quelques momens, un morceau de ſon meilleur acier magnétique, qu'elle vouloit employer contre le mal dont elle étoit incommodée. Bientôt on rapporta la pièce qui avoit produit l'effet deſiré. Frappé de cette propriété ſingulière de l'aimant, le Père *Hell* réſolut de la conſtater; il fit faire de ſon acier magnétique toutes ſortes de pièces auxquelles il fit donner la forme la plus convenable aux parties où il faudroit en faire l'application. On s'aſſura de leurs poles; &, en préſence de pluſieurs médecins, on les appliqua ſur le cou, le ventre, les cuiſſes, les bras & les pieds de certains malades, pour les porter le jour & la nuit ſur la peau nue. Un pauvre homme, tourmenté depuis long-temps de ſpaſmes, de convulſions, & abandonné des gens de l'art, en reçut en peu de jours un ſoulagement marqué. Les accidens ſe calmèrent. Au bout de trois mois il ne s'étoient pas renouvelés, quoique auparavant il eût des accès preſque journellement. Une vingtaine d'autres malades, quelques-uns privés de l'uſage de leurs membres, furent guéris en préſence de témoins éclairés. (122)

En ſe livrant à ces eſſais, le Père *Hell* ne preſſentit pas ſeulement les avantages que l'on devoit attendre de la converſion des aimans artificiels en armures; il préſuma auſſi que leur efficacité, dans cette manière de les employer, pouvant dépendre en quelques points de

(122) *Journ. encyclop.* 1er. mars 1775, pag. 344. *Gazett. ſalut.* 1775, n°. 12. Les expériences du Père *Hell* furent annoncées dans ces Journaux comme une découverte importante en phyſique, dont tout l'honneur devoit lui appartenir. On avoit de même fait honneur à l'Angleterre de cet uſage de l'aimant. Voyez *Correſp. d'Hambourg*, 1775, n°. 14. *Bibl. univerſ. Allemand.* vol. 26, 1re. partie, p. 181. *Dict. de Phyſiq. du Père Paulian*, vol. 1, p. 78, 79. *Gazet. de Schaffouſe*, n°. 5 & 6, 1775.

On lit dans la *Medicinifch Pratiſche Bibliotheck de Murray*, vol. 11, Gotting. 1777, une lettre du Père *Hell* à M. *Kæſtner*, où il annonce qu'il a vu de bons effets de l'aimant dans les maladies de nerſs; mais qu'il l'a vu appliquer auſſi dans ces cas ſans ſuccès. Suivant ce phyſicien, ſi dans l'eſpace de deux fois vingt-quatre heures après l'application de l'aimant, les douleurs n'augmentent ou ne diminuent point, on doit déſeſpérer de la guériſon.

leur forme, il falloit s'occuper à rechercher quelle feroit la plus avantageufe. Dans le choix des différentes formes, il penfa qu'on devoit s'attacher à leur conformité avec le tourbillon magnétique; & fur ce principe, les aimans de figure circulaire lui parurent mériter la préférence fur les croix aimantées, dont on avoit déja fait ufage en France & en Angleterre, en les appliquant fur la poitrine. Le Père *Hell* regardoit cette attention comme très-effentielle, & il ne balançoit pas d'affurer que c'étoit à ce défaut de perfection qu'on devoit attribuer le peu de fuccès que les épreuves de l'aimant avoient eu dans les pays étrangers.

Dans le même temps, un Médecin de Vienne s'occupoit à confirmer par des faits, l'efficacité de cette nouvelle méthode d'appliquer les aimans fous forme d'armure. On doit compter M. *Mefmer* au nombre des partifans de la cure magnétique, (123) jufqu'à l'époque où, fe livrant à des procédés d'un genre inconnu & extraordinaire, on ne l'a plus vu recourir dans fes effais à l'application de l'aimant. Pendant cet efpace de temps il publia plufieurs Lettres, dans lefquelles il rendit compte de quelques fuccès qu'il avoit obtenus dans le traitement des affections nerveufes, en faifant ufage des aimans artificiels. Une jeune fille, fujette à de violentes attaques de fpafme, & qui dans fes accès éprouvoit les fymptômes convulfifs les plus terribles, fut fur-tout foulagée par l'application de deux aimans évafés à la plante des pieds, & d'un autre en forme de cœur, fur la région de la poitrine.

(123) *Lettre* de M. A. Mefmer, docteur en médecine à Vienne, à M. Unzer, docteur en médecine, *fur l'ufage médicinal de l'aimant* (en date du 5 janvier 1775.), traduite du *nouveau Mercure favant d'Altona. Gazet. falut.* 1775, n°. 14, 15, 18. *Journ. encyclopéd.* 15 décembre 1776, pag. 512. — *Parere de l'Académie royale des Sciences de Berlin, concernant les lettres* de M. le docteur Mefmer, fur les guérifons opérées avec l'aimant, traduit de l'allemand, de la 1re. partie du 26e volume de la *Bibliothèque univerfelle Allemande* (qui fe trouve à Berlin & à Stettin, chez Nicolai, 1775.) daté de Berlin le 24 mars 1775. *Gazet. falut.* 1776, n°. 18. — *Réponfe de M. Mefmer à ceux qui l'ont confulté fur la cure magnétique* (datée de Vienne en Autriche le 16 mai 1775.) *Gazet. falut.* 1776, n°. 22, 23, 24, 25. *Journal encyclop.* 1er. juin 1776. — *Annonce des cures publiques faites avec l'aimant* par M. Mefmer dans plufieurs villes d'Allemagne. *Gazet. falut.* 1776, n°. 6, 8; 1777, n°. 12, 36; 1780, n°. 4. *Journal de Politiq. & de Littérat.* 1776, n°. 2. — *Cure nouvellement opérée par le moyen de l'aimant & par les foins* de M. Mefmer, extraite de la *Gazet. politiq. des Deux-Ponts*, 1777, n°. 21, *Gazet. falut.* 1777, n°. 20, 24. Le fujet de cette obfervation étoit une cécité très-longue. — *Gazet. de Schaffoufe*, novemb. 1775, où l'on trouve un exemple de mouvemens convulfifs & deux obfervations d'épilepfie, guéris par l'aimant. — Voy. encore *Dict. de Phyfiq. du Père Paulian*, vol. 1, pag. 75, 78, 79. *Mémoire fur la découverte du magnétifme animal.* Genève, 1779, p. 13, 14, 15. *Biblioth. univerf. Allem.* pag. 181, 192.

M. *Mesmer* dirigeoit ses essais suivant une théorie qui lui étoit particulière. Imbu des principes d'une ancienne doctrine, il admettoit que les corps célestes exercent sur l'homme, & en général sur toutes les parties constitutives des corps animés, la même action qu'ils ont entre eux & sur les corps sublunaires. Le fluide magnétique lui parut être l'agent de ces influences supérieures sur l'économie animale. Il le regarda long-temps comme propre, par son extrême subtilité & son analogie avec le fluide nerveux, à agir immédiatement sur les nerfs, en pénétrant leur tissu, & à rétablir dans ces organes l'harmonie & la distribution uniforme du fluide dont le mouvement seroit troublé, en excitant dans l'économie animale une sorte *de flux & de reflux, ou de marée*, suivant les lois générales de l'attraction. Pour tirer parti de cet agent si puissant, il employoit des aimans réels, faits avec l'acier magnétique du Père *Hell*, préparés par le constructeur de ce Physicien célèbre, & façonnés de manière à être appliqués commodément au corps. La seule commodité de l'application faisoit, selon lui, tout le mérite de leur figure. Il n'avoit observé aucune différence dans leur usage, relativement à leurs poles; les aimans de Vienne ne lui paroissoient mériter aucune préférence sur ceux de France, d'Angleterre ou de tout autre endroit; mais il suivoit dans leur application des procédés particuliers, auxquels il attribuoit la même importance que le Père *Hell* attachoit à la forme des aimans, & sans lesquels on ne devoit pas être étonné, selon lui, de voir que la cure magnétique fût presque impossible, au moins très-incertaine, & qu'elle n'eût pas réussi dans les épreuves faites en France & en Angleterre, contre les maux de dents & les crampes d'estomac.

M. *Mesmer* rappeloit à quelques maximes fondamentales les divers procédés qu'il avoit découverts, & à l'aide desquels il croyoit être parvenu à déterminer sur quelles parties, en quelle quantité, dans quelle direction, avec quelles précautions on doit appliquer l'aimant. Suivant lui, l'écoulement magnétique devoit être harmonique, uniforme & constant, dirigé spécialement sur la partie qui n'étoit pas harmonique, & déterminé vers les extrémités inférieures. Dans l'application des aimans, il recommandoit de les distribuer également de chaque côté aux extrémités inférieures & supérieures; & sur le milieu du corps, comme le long de l'épine, où on les applique un à un, de les placer préférablement vers l'origine des nerfs des parties malades. Presque dans tous les cas on devoit alors, selon lui, en attacher de courbes sous les genoux, ou d'elliptiques sous la plante des pieds. Dans les crampes d'estomac & les vomissemens, on en appliquoit un figuré comme un cœur, & dans les coliques un pareil sur le nombril. Dans les sujets irritables, M. *Mesmer* avertissoit de n'en point appliquer sur la tête, mais ſur la nuque ou au devant de la poitrine ; & dans tous les cas où l'on en y auroit appliqué, d'en placer auſſi aux parties inférieures. Il recommandoit au reſte de porter les aimans le jour & la nuit, de les ſerrer étroitement ſur la peau. Non-ſeulement il en augmentoit le nombre pendant les accès, ſuivant les circonſtances; il conſeilloit encore d'en porter conſtamment quand on étoit parvenu à les diſſiper.

M. *Meſmer* ne ſe contentoit pas d'envoyer aux ſavans les aimans néceſſaires pour répéter les expériences; il leur communiquoit encore ſes principes, qu'il donnoit comme faiſant proprement l'eſſentiel de la cure magnétique. Certains procédés formoient ſur-tout la baſe de ce qu'il appeloit ſa méthode ordinaire, par communication & augmentation ou renforcement. Regardant la matière magnétique comme peu différente du fluide électrique, & perſuadé qu'elle pouvoit de la même manière ſe concentrer, ſe propager par l'intermède d'un grand nombre de corps, principalement par le verre & par l'eau, par l'approche & le toucher d'une perſonne qui en eſt impregnée, qu'elle pouvoit être auſſi ſingulièrement excitée par l'électricité, il employoit ces divers moyens, principalement les bains, pour opérer ce qu'il appeloit le renforcement du magnétiſme; renforcement qu'il pouvoit encore obtenir avec une promptitude & une force incroyable par d'autres moyens.

Avec le ſecours de ces divers procédés, & de ſa théorie qu'il préſentoit comme une importante découverte, M. *Meſmer* annonçoit, non-ſeulement qu'il avoit traité avec ſuccès diverſes affections, (qu'il avoit rétabli le cours des menſtrues & des hémorroïdes, & remédié ſur le champ aux accidens que ces ſuppreſſions avoient occaſionnés; qu'il avoit guéri par le même moyen l'hémophthiſie, une paralyſie à la ſuite d'une apoplexie, un tremblement ſurvenu après un accès de colère, & tous les accidens hypocondriaques, convulſifs & hyſtériques) mais qu'il croyoit encore le magnétiſme propre à combattre la mélancolie, la manie, les fièvres intermittentes; que l'épilepſie devenoit curable par ſes procédés, & qu'ils étoient applicables, en ſouffrant toutefois quelques exceptions, aux divers états de paralyſie. Ainſi *Paracelſe*, en ſuppoſant à l'aimant des propriétés & une action qu'on ne lui avoit point encore reconnnue, lui avoit attribué une efficacité ſingulière, & en avoit étendu l'application à un très-grand nombre de maladies nerveuſes ou humorales, & toutes plus ou moins rebelles.

Vienne devint à cette époque un foyer d'où cette pratique ſe répandit dans toute l'Allemagne, & même au dehors. On s'empreſſa de s'y pourvoir des aimans néceſſaires pour répéter & varier les épreuves; & le plan d'expériences qu'on y avoit ſuivi devint la méthode générale.

M.

M. *Unzer*, célèbre Médecin d'*Altona*, se livra des premiers à ces essais. Il publia en 1775 un journal très-détaillé (124) des phénomènes observés sur une femme de vingt-six ans, en lui faisant porter les aimans artificiels. Cette femme avoit essuyé, à la suite de plusieurs couches fâcheuses, des mouvemens spasmodiques, compliqués de crampes, de convulsions, de contractions, de paralysie, à la suite desquels il lui restoit une telle foiblesse des muscles de la tête, qu'elle pouvoit à peine la soutenir. Les mêmes symptômes s'étoient renouvelés dans le cours d'une cinquième couche. On appliqua l'aimant à la main droite & aux jambes. La malade en fut beaucoup soulagée. On observa pendant le traitement un grand nombre d'effets très-curieux, qui méritent d'être lus dans l'ouvrage même. M. *Unzer* s'étoit encore servi du même remède sur différentes personnes épileptiques; mais ces malades n'en avoient retiré aucun fruit.

M. *Deiman*, Docteur en Médecine à Amsterdam, donna cette même année 1775, une traduction en langue hollandoise, de l'ouvrage de M. Unzer. (125) Dans la préface dont il l'avoit enrichie, l'auteur rapporte qu'il avoit guéri parfaitement, dans l'espace de onze jours, au moyen de l'aimant artificiel, une femme âgée de cinquante-sept ans, attaquée aux deux bras d'une paralysie qui la privoit de tout mouvement & de tout sentiment, & affligée d'une surdité complète de l'oreille gauche. A cette époque M. *Deiman* annonçoit dans une lettre, qu'il traitoit deux autres personnes avec l'aimant artificiel. L'une étoit un homme incommodé depuis deux ans d'un tremblement excessif de tout le corps; sa tête penchoit sur le côté gauche, & la parole étoit très-difficile. Cependant, quatorze jours après l'application des aimans, le tremblement avoit étonnamment diminué, le mouvement des membres & la parole étoient plus libres, la tête se redressoit, & le malade pouvoit saisir une aiguille avec ses doigts. L'autre malade étoit une fille

(124) *Beschreibung eines mit dem kunstlichen Magneten angestellten medicinischen versuche*, von Johann. Cristoph. *Unzer*. Hamburg. 1775, 144 pages in-8.

M. Unzer rend compte dans cet ouvrage de l'observation que nous venons d'indiquer; il l'accompagne de réflexions très-judicieuses. Elle a été rapportée dans la *Gazette universelle de Littérature des Deux-Ponts*, n°. 85, 1775, & dans le n°. 46 du *Correspondant d'Hambourg*. On peut consulter encore la *Gazette salut.* 1775, n°. 18, 47. Le *Journal encyclop.* 1777, 1er. février, pag. 497, & 15 février, pag. 133. La *Bibliothèq. universelle Allemande*, vol. 26, 1re. partie, pag. 181, 192. Le *nouveau Mercure savant d'Altona*, &c.

(125) *Geneeskundige proefneeming met den door konst gemaakten magnetit.* &c. c'est-à-dire, *Expériences médicinales faites avec l'aimant artificiel par M. Unzer, exposées & enrichies d'une préface* par J. Rod. *Deiman*, doct. en méd. à Amsterdam. Amsterdam, 1775, *Gazett. salut.* 1775, n°. 44; & 1777, n°. 10. *Journal encyclop.* 15 février 1777.

de dix-ſept ans, à laquelle il étoit reſté, à la ſuite d'une fièvre tierce, une violente rétraction de la jambe; depuis près de deux ans qu'elle étoit dans cet état, la jambe étoit exténuée à un point extrême. Il y avoit d'ailleurs fièvre hectique. Après quatorze jours de l'application des aimans, la jambe s'étoit redreſſée, la fièvre avoit ceſſé, l'appétit étoit revenu, & la malade avoit commencé à marcher.

L'obſervation ſuivante fut également communiquée en 1775. Un homme, (126) qui dans ſa jeuneſſe avoit été ſomnambule, & ſujet à de grandes douleurs au yeux, dont il ſe reſſentoit encore, ne connoiſſoit d'autre calme pendant la nuit, qu'un ſommeil inquiet & fatigant, accompagné de convulſions, de tremblemens, & douloureuſement interrompu au bout de ſix à ſept minutes, qu'il ſe réveilloit agité de la plus grande frayeur, & jetant les hauts cris. Cet état d'angoiſſe duroit preſque toujours juſqu'au matin. Après un grand nombre de remèdes tentés infructueuſement, l'aimant procura un ſoulagement marqué en peu de jours. Les douleurs & la rougeur des yeux ſe diſſipèrent, & le malade put jouir pendant la nuit d'un ſommeil long & tranquille.

Dans le même temps M. *Bolten*, Médecin-Penſionné de la ville de Hambourg, publia la *Relation d'un eſſai fait avec l'aimant artificiel dans une maladie nerveuſe.* (127) La malade porta les aimans pendant quatorze jours, & n'en reçut aucun ſoulagement. M. Bolten continua ſes recherches (128), & il ne vit pas produire à l'aimant des effets auſſi heureux que ceux que l'on avoit annoncés. Cependant il ſurvint quelques changemens dans l'état de ſes malades; mais l'obſervateur ne les attribuoit point à l'action de l'aimant.

L'année 1777 vit paroître un Ouvrage du Docteur *Heinſius*, Médecin-

---

(126) *Avis donné au public* par Guillaume *Bauer*, profeſſeur de mathématiques dans l'école normale à Vienne, *ſur l'efficacité du remède de l'aimant*, découvert par M. Meſmer. *Gazett. de Schaffouſe*, art. de *Vienne en Autriche*, daté du 14 mars 1775. *Gazett. ſalut.* 1777, n°. 2. *Journal encyclop.* 1776, 15 décembre, pag. 512.

(127) *J. F. Bolten &c. Nachricht von einem mit dem kunſtlichen Magneten gemachten Verſuch in einer nervenkrankeit, &c.* Hambourg, 1775. *Gaz. ſalut.* 1775, n°. 25, 47.

(128) *Continuation des recherches ſur l'uſage de l'aimant dans les maladies nerveuſes*, par M. *Bolten*, 1775, Biblioth. univ. Allem. tom. 28, 2e. part. pag. 450. Dans la *Medicinisch Chirurgiſche Bibliothek*, M. *Tode*, profeſſeur à Copenhague, annonce également *vol. 5, pag. 186*, qu'on n'avoit obſervé dans cette ville encore aucun ſuccès de l'application de l'aimant.

(129) *Beytrage zu den Verſuchen, &c.* c'eſt-à-dire, *Additions aux eſſais qu'on a faits dans différentes maladies de l'aimant artificiel.* Leipſic, 1777. *Journal encyclop.* 1777, 1er. juillet, tom. 5, part. 1.

Penſionné à Sorau (129). L'auteur dans cet écrit rapporte ſept obſervations ſur différentes maladies, dans leſquelles il paroît que l'aimant fut toujours employé avec ſuccès. L'épilepſie forme le ſujet des deux premières. (130) Ces obſervations ne furent pas accueillies favorablement. Les maladies n'y parurent pas toujours exactement décrites. L'auteur n'avoit pas donné l'excluſion aux autres remèdes qu'il avoit employés concurremment avec l'aimant, & les réſultats de ſes eſſais étoient ſouvent incertains.

En 1778 M. *Hemman*, Chirurgien Royal penſionné des armées Pruſſiennes, publia des *Additions aux Cures* (131) *opérées au moyen de l'aimant.* L'année ſuivante on vit paroître une brochure (132) anonyme, dans laquelle l'auteur rendoit compte des effets de l'aimant dans une affection mélancolique très-ſingulière. Un laboureur hypocondriaque, qui s'étoit retiré dans les Alpes, où il avoit paſſé quatre jours & quatre nuits dans un endroit écarté, ſans boire ni manger, avoit contracté de violens maux de tête, une très-grande inſenſibilité au froid, & une inſomnie complète, en même temps qu'il avoit perdu la faculté d'avaler & de parler. Dans l'impoſſibilité de faire uſage de médicamens internes, l'auteur tenta des remèdes extérieurs; mais ce fut infructueuſement, juſqu'à ce qu'il eut recours à un aimant aſſez fort pour tenir ſuſpendues vingt-ſix livres de fer. Il appliqua ſouvent cet aimant, le pole ſeptentrional ſur la peau, en le faiſant paſſer du ſommet de la tête, où les douleurs étoient les plus violentes, à la région du menton. Après un certain temps de ſon uſage, il ſurvint une hémorragie du nez aſſez conſidérable, qui mit fin à la céphalalgie. Le malade commença à pouvoir ouvrir la bouche, & ſa ſanté ſe rétablit par degrés.

(130) Dans les deux ſuivantes, l'aimant fut appliqué pour calmer une violente douleur de gorge avec reſſerrement, ſurvenue à la ſuite d'une diarrhée dans deux femmes. La ſuppreſſion des lochies eſt l'objet de la 5e. La malade qui fait le ſujet de la 6e. étoit une femme hyſtérique, tourmentée depuis quelques jours d'une rétention d'urine. Dans la dernière, il eſt fait mention d'un violent battement de cœur accompagné de vertiges, ſurvenu à la ſuite d'une péripneumonie, & paroiſſant dépendre d'une métaſtaſe dont l'humeur donna lieu à un abcès qui termina tous les accidens.

(131) *Medicinisch-Chirurgiſche Aufſætze &c.* c'eſt-dire, *Mémoires de Médecine & de Chirurgie ſur des ſujets hiſtoriques & pratiques.* Berlin, 1778. Les obſervations ſur l'aimant forment le 1er. mémoire de ce recueil. *Gazet. ſalut.* 1779, n°. 19, 13 mai.

(132) *Stoff zu Betrachtungen, &c.* c'eſt-à-dire, *matière à des conſidérations pour les ſcrutateurs de la nature, & les médecins, &c.* Opuſcule de 68 pages in-4. 1779, ſans nom d'auteur, de lieu d'impreſſion, ni de Libraire. L'auteur ſigne à la fin de l'épitre dédicatoire, *V. W. à Leſis près Feldkirch. Gazet. ſalut.* 1780, n°. 32.

Le magnétiſme médicinal a particulièrement occupé M. *de Harſu*, Conſeiller au Grand-Conſeil de la République de Genève, & Correſpondant de la Société. Ce phyſicien eſtimable s'eſt frayé dans ſes recherches une route particulière. Imbu de la nouvelle doctrine du magnétiſme animal, mais non moins pénétré de l'efficacité des aimans artificiels & de la néceſſité de leur application, il a cru devoir allier ces deux genres de procédés ; & c'eſt en les réuniſſant dans ſes eſſais, qu'il croit être parvenu à donner à la méthode magnétique quelques nouveaux degrés de perfection, qu'il communique au public dans l'Ouvrage (133) qu'il vient de publier.

M. de Harſu penſe, avec M. Meſmer, que le principe ſalutaire de l'aimant n'eſt pas le même par lequel il attire le fer, mais celui dont on avoit à peine ſoupçonné l'exiſtence avant qu'il eût été queſtion du magnétiſme animal, & qui diffère du premier par ſa plus grande volatilité ou diſpoſition à s'évaporer. Ce principe abandonne l'acier des aimans artificiels beaucoup plus promptement que la vertu attractive. Il paroît répandu dans notre atmoſphère, dont il fait partie. On connoît différentes ſubſtances ſimples qui en ſont pourvues naturellement, & l'on peut pouſſer plus loin ces découvertes : le corps humain ſur-tout paroît en être plus particulièrement impregné ou pénétré, quoiqu'il ſoit également ſuſceptible d'être doué d'un principe contraire, non moins réel & deſtructeur du premier.

M. de Harſu admet encore, que ce principe peut être propagé, concentré par l'intermède d'un grand nombre de corps ; mais, parmi les divers moyens de propagation & de renforcement, l'acier eſt, ſuivant lui, la ſubſtance qui réunit le plus d'avantages, parce qu'elle a non-ſeulement plus de facilité à s'empreindre du magnétiſme animal ou principe ſalutaire, & de le conſerver, mais encore celle de prendre à volonté une figure plus convenable aux parties ſur leſquelles on veut en appliquer.

Pénétré de ces dernières aſſertions, M. de Harſu fait de l'application des aimans artificiels la baſe de ſa méthode ; & c'eſt à perfectionner leur force, à ſeconder leur action, qu'il ſubordonne & fait concourir toutes ſes autres connoiſſances, même celles qui ſembleroient y avoir le moins de rapport, ſi, comme on l'a avancé, le magnétiſme animal diffère eſſentiellement du minéral.

Ainſi, ſes recherches ſur la volatilité de ce principe ſalutaire lui ſervent à faire ſentir la néceſſité d'une plus prompte réparation des pièces aimantées, qu'on ne l'avoit ſoupçonné. Ainſi, la différence des tem-

(133) *Recueil des effets ſalutaires de l'aimant dans les maladies.* Genève, 1782, in-12.

péramens, qui sont plus ou moins propres à être impregnés du magnétisme animal, lui donne lieu de poser des règles sur la connoissance des maladies auxquelles il convient ou pourroit être contraire. Il s'étend également sur la nécessité de distinguer les personnes qui en sont pourvues naturellement, sur le choix de l'acier plus ou moins propre à s'en laisser pénétrer, sur celui des ouvriers ou des personnes qui préparent les pièces & les aimantent, puisqu'il peut exister en elles une disposition destructive de ce principe.

Il déduit aussi de ces notions l'utilité de différens procédés magnétiques, pour seconder l'application des aimans, qui seule ne suffit pas toujours. Tels sont l'usage de l'eau aimantée en boisson, lavage & lavemens, bains généraux & particuliers, fomentations; l'application d'emplâtres, sachets, sacs & bouteilles aimantés, propres à concentrer & faire agir sur les malades une plus grande quantité de magnétisme animal ou principe salutaire.

Mais c'est particulièrement à perfectionner la vertu des aimans artificiels, véritables conducteurs de ce principe, que M. de Harsu a donné toute son attention. Ses recherches en ce genre ont porté sur différens points qui paroissent très importans; sur la forme & la disposition à donner aux pièces, relativement aux parties auxquelles on doit les appliquer, sur le choix de l'acier & les procédés de la trempe, sur la différence des émanations de chacun des poles, & la manière d'en faire usage en les dirigeant convenablement; enfin, sur différens procédés magnétiques, appropriés aux différentes maladies pour lesquelles se doit faire l'application. M. de Harsu semble sur-tout avoir donné un nouveau degré de perfection à cette méthode, non-seulement en portant l'étendue de ses aimans jusqu'à la longueur de deux pieds, comme il a été, dit-il, conduit à le faire par divers succès, mais encore en employant des pièces composées de plusieurs barreaux de ce volume, auxquelles il a recours, lorsque les pièces simples ne suffisent pas. M. de Harsu a fait un grand usage de ces forts aimans en les plaçant sous les matelas pendant la nuit, en soumettant les malades à leur application à plusieurs reprises dans la journée; enfin, en les employant pour aimanter l'eau des bains & des boissons. Il pense qu'en cela M. Mesmer n'a pas tiré tout le parti possible des aimans artificiels, & il lui reproche en quelque sorte de les avoir abandonnés trop légèrement.

C'est ainsi qu'avec la méthode reçue de l'application des aimans artificiels, M. de Harsu pense qu'on doit faire concourir la nouvelle doctrine du magnétisme animal. Employant les aimans au moins comme un bon accessoire, & recommandant ses procédés, qu'il s'occupe depuis long-temps à perfectionner, il regarde la méthode de M. Mesmer comme ne devant peut-être devenir jamais aussi généralement applicable que celle des aimans artificiels, dont il reconnoît qu'il a reçu de lui les premiers documens, & que tout le monde, ajoute-t-il, lui a vu si long-temps & si ouvertement éprouver avec avantage.

A l'aide de ces divers procédés, M. de Harsu croit avoir découvert dans le magnétisme un grand nombre de propriétés aussi importantes que réelles. Il le regarde comme un des plus grands apéritifs, si ce n'est le plus puissant qu'il y ait dans la nature. Sa faculté dépurative lui paroît sur-tout bien constatée. De ces deux qualités il infère qu'il doit être propre aux maladies chroniques, rhumatismales, nerveuses & goutteuses ; & pour le confirmer il rapporte qu'il l'a employé avec avantage non-seulement dans un grand nombre de rhumatismes, soit simples, soit compliqués d'un vice laiteux ou goutteux, dans des cas de fluxions sur les yeux, les dents & autres parties de la tête, dans différentes maladies des articulations, telles qu'un état de roideur & de foiblesse, ou accompagnées de l'épaississement des sucs, comme il arrive après les longues suites d'entorses, de foulures, extensions de nerfs, d'ankyloses, de tubercules ou nodus goutteux ; dans certaines espèces de tumeurs lymphatiques ou dépôts froids, telles que les écrouelles, les engelures, les loupes, les goîtres, des obstructions aux hypocondres ; dans certains vices organiques, tels que les carnosités de l'urethre, & même le rachitis ; mais encore dans plusieurs affections du genre des maux de nerfs, sur-tout ceux qui sont produits par une humeur âcre & vague, dans l'état qu'on désigne plus particulièrement sous le nom d'affoiblissement du genre nerveux, ou de foiblesse des nerfs ; dans plusieurs espèces de douleurs très-vives en différentes parties du corps ; dans les spasmes, les crampes, les rétractions spasmodiques des nerfs ; enfin dans l'épilepsie. Les affections du genre des paralytiques lui ont également offert des succès. Ainsi M. de Harsu rapporte le soulagement qu'il a éprouvé dans l'affoiblissement de la vue avec ophthalmie, dans la surdité, & dans des cas de membres perclus, avec impotence & froid habituel, dont la goutte & la paralysie étoient le principe. (134) Ce n'est point

(134) Les expériences de M. de Harsu paroissent avoir pour première date l'année 1775, qu'il essaya sur lui-même l'application de l'aimant. Il en rendit compte dans les *Affiches du Dauphiné* & dans le *Journal encycloped.* du 15 juillet 1776, pag. 324. Voyez aussi la *Gazette salut.* 1776, n°. 33. Cette première observation a été citée par M. Tissot, dans son *Traité des Maladies des Nerfs*, tom. 4, pag. 399.

Le Journal encyclopédique a publié depuis cette époque plusieurs autres lettres de M. de Harsu. La 1re. dans le Journal du 15 novembre 1776, pag. 128, (Voy. aussi *Gazet. salut.* 1776, n°. 51.) La 2e. dans le Journal du 15 décembre 1776, pag. 512. (Voy. aussi *Gazet. salut.* 1777, n°. 2.) La 3e. dans le Journal du 1er. & du 15 février 1777. (Voy. aussi *Gazet. salut.* 1777, n°. 6, 7, 8, 9, 10.) La 4e. dans le Journal du 15 décembre 1777, pag. 512.

La *Gazette salutaire* contient en outre

ici le lieu d'apprécier le mérite de ces recherches : nous nous contenterons de louer le zèle qui les a fait entreprendre. C'est une justice d'avouer que peu de physiciens se sont autant occupés du magnétisme que M. de Harsu, par lequel nous terminerons ce que nous avons à dire des travaux auxquels cette doctrine a donné lieu parmi les physiciens étrangers.

On s'empressa en France de prendre part à des travaux aussi utiles. Les essais de M. Klarich pour la guérison des maux de dents, y avoient été annoncés dans les mois de juin & d'août 1765 ; & sur cette simple annonce, M. d'*Arquier*, de l'Académie des Sciences de Toulouse, entreprit, dès le mois de septembre, une suite d'expériences, dont il rendit compte l'année suivante, dans une lettre adressée à M. *de la Lande*, de l'Académie royale des Sciences (135). Le physicien de Gottingue n'avoit employé dans ses épreuves que la pierre d'aimant. Les aimans artificiels ne lui étoient pas connus, ou il n'avoit pas cru devoir les préférer pour le genre de recherches auxquelles il s'étoit livré. Plusieurs des médecins qui marchèrent immédiatement sur ses traces, tels que MM. *Stromer*, *von Aken*, *Kæstner*, *Hollmann*, *Hesse* & *Boesnier de la Touche*, n'avoient pas négligé de s'en servir. M. d'Arquier, à l'exemple de M. Klarich, employa, dans ses premiers essais, la pierre

deux autres lettres de M. de Harsu ; l'une insérée dans le n°. 6, 1779 ; (Voy. aussi *Journal encyclop.* 1er. janvier 1779, pag. 129.) une autre insérée dans le n°. 6, 1780. (Voy. aussi la *Gazet. de Santé.*)

Dans ces différentes lettres, M. de Harsu ne s'étoit pas contenté de communiquer les succès qu'il avoit obtenus en faisant lui-même usage de l'aimant. Il avoit aussi cru devoir recueillir un grand nombre d'observations déja faites sur cet objet, mais restées éparses dans plusieurs ouvrages étrangers ou nationaux. C'est de même ce double objet que M. de Harsu s'est proposé dans son ouvrage, & qu'il a rempli avec plus de détail & d'étendue.

Parmi les observations qui lui étoient propres, & qu'il avoit rapportées dans les recueils publics que nous venons d'indiquer, M. de Harsu en avoit communiqué plusieurs à la Société, avec des détails particuliers. Nous nous serions fait un devoir de les publier dans la seconde partie de ce mémoire, avec les observations du même genre, que la Compagnie a reçues de ses correspondans, si M. de Harsu ne nous avoit prévenus.

Nous aurions aussi fait connoître les observations de M. Filliet, étudiant en chirurgie, neveu de M. de Harsu, & son élève en cette partie. Ces observations avoient été communiquées également à la Société. Elles contiennent plusieurs détails qui méritent attention. M. de Harsu a cru devoir les placer dans son ouvrage, pour confirmer l'efficacité de sa méthode particulière dont M. Filliet a suivi les procédés dans ses observations.

(135) Cette lettre est insérée dans la *Bibliothèque des Sciences & Beaux-Arts* pour l'année 1766, tom. 26, part. 2, pag. 550. Voy. aussi *Gazet. salut.* 1767, n°. 25, 18 juin. *Gotting. Anzeig. von Gelehrten sachen*, 1766. pag. 385.

d'aimant. Il fit ensuite fabriquer des barreaux d'acier commun d'Allemagne, qu'il aimanta par la méthode de la *double touche*, & dont il forma des aimans artificiels avec lesquels il continua d'opérer un grand nombre de guérisons.

L'année suivante (1767), M. *de la Condamine*, médecin à *Romans* en Dauphiné, confirma, par ses observations (136), l'efficacité de cette méthode. Il l'employa avec avantage dans les douleurs de dents. Ce genre d'essais étoit devenu l'objet de l'attention d'un grand nombre de Physiciens. Un observateur anonyme avoit publié dans la *Gazette salutaire* (137), des résultats favorables sur cet objet. Un des auteurs de cet utile ouvrage les avoit confirmés par quelques succès (138). Plusieurs autres physiciens s'étoient empressés également de s'en occuper. Tels furent (139) M. *Sigaud de la Fond* & M. *Descemet* à Paris, & le *Père Paulian*, sous les yeux de M. *Razoux*, médecin d'un mérite très-distingué, à *Nîmes*.

On ne borna pas au seul mal de dents les essais que l'on fit en France de la vertu de l'aimant. A l'exemple de M. Klarich, on s'empressa d'en éprouver les avantages dans le traitement de plusieurs affections nerveuses. Dès 1766, l'auteur anonyme, indiqué dans les *Affiches de Bordeaux*, annonça qu'il se proposoit d'essayer l'effet de l'aimant pour la guérison des rhumatismes, de la goutte, des migraines & d'autres maladies ou douleurs locales. Après un grand nombre d'heureux essais dans les douleurs de dents, M. de la Condamine, en 1767, l'éprouva sur l'œil d'une malade attaquée d'une ophthalmie invétérée. L'aimant ne produisit aucun soulagement. L'auteur des *Lettres hebdomadaires* avoit recueilli dans cet ouvrage publié en 1770 (140), plusieurs faits sur l'efficacité de l'aimant contre les tremblemens. L'année suivante, il rendit compte d'une observation en ce genre, qui lui étoit particu-

(136) *Observations sur la vertu de l'aimant contre le mal de dents*, *Journal de Médecine*, septembre 1767, pag. 265. — *Gaz. salut.* 1768, n°. 1, 7 janvier.

(137) *Confirmation de la découverte de la vertu de l'aimant contre les maux de dents.* Lettre adressée à l'auteur de la *Gazette salut.* 1766, n°. 2. On peut consulter encore sur cet objet, les *Affiches & Annonces*, *&c.* qui paroissent avoir désigné l'auteur anonyme de cette lettre sous le nom du *Praticien de Bordeaux.* Feuilles du 7 mai 1766, n°. 19. — 18 juin même année, n°. 25 & n°. 14, feuille du 1er. avril 1772. Voyez aussi les *Affiches de Bordeaux* des 6 & 13 février 1766, & la *Gaz. salut.* 1766, n°. 51. *Observations sur la guérison du mal de dents*, adressées aux auteurs de la *Gazette salutaire.*

(138) *Gazet. salut.* 1766, n°. 15.

(139) *Leçons de Physique expérimentale*, tom. 2, pag. 486. Paris, 1767. *Dictionn. de Physiq. &c. &c.* vol. 1, pag. 78.

(140) *Lettres hebdomadaires sur l'utilité des minéraux dans la société civile*, tom. 2, lett. 31, ann. 1770.

lière,

lière (141). Les essais ayant été suivis & multipliés, plusieurs observateurs se crurent bientôt fondés à annoncer que l'aimant porté en amulette guérissoit celles des palpitations de cœur qui dépendent de la disposition du genre nerveux, certaines crampes & plusieurs autres affections des nerfs. Les papiers publics annoncèrent en 1772 ces nouveaux avantages (142). Enfin, tandis que le *Père Hell* à Vienne étendoit encore l'usage de l'aimant à un plus grand nombre de maladies, on s'occupoit à Paris des mêmes recherches. M. *Descemet*, docteur-régent de la Faculté, publia, en 1775, une lettre très-étendue (143) sur les effets salutaires de l'aimant artificiel dans plusieurs affections. Deux faits singuliers frappent sur-tout l'attention dans cette lettre, où l'auteur expose un grand nombre d'instructions particulières sur la manière de varier l'application de l'aimant, suivant le siège & l'espèce des maladies pour lesquelles on l'emploie. Il seroit à desirer, vu la nature de ces résultats, que les observations qui les ont présentés eussent été communiquées dans tous leurs détails.

En 1777, l'article des *Lettres hebdomadaires* qui traitoit de l'aimant, reparut enrichi de nouveaux faits dans la *Médecine moderne* publiée à cette époque. L'auteur y fait mention du témoignage de plusieurs praticiens sur la vertu de l'aimant appliqué au bas-ventre dans les affections hystériques, & sur son efficacité contre les tremblemens. On trouve en ce dernier genre une observation intéressante, insérée dans la *Gazette salutaire* (144). M. *Missa*, docteur-régent de la Faculté de Médecine de Paris, à qui nous en sommes redevables, ajoutoit que les pierres d'aimant dont la malade s'étoit servie, avoient été portées avec le plus grand succès par la personne qui les avoit procurées; & que, depuis plusieurs années, les papiers publics avoient fait mention de différentes guérisons du même genre, opérées par l'aimant mis en usage d'après ses conseils. Il terminoit son observation en faisant pressentir les avantages que l'on pourroit tirer de son application dans les fièvres malignes nerveuses, accompagnées de symptômes convulsifs, de soubresauts dans les tendons, dans les points de côté, & sur-tout pour les enfans dans les convulsions que le travail de la dentition leur occasionne.

Nous ne porterons pas plus loin nos recherches sur les auteurs qui

(141) *La Nature considérée, &c.* tom. 5, ann. 1771. *Gazet. salut.* 1771, n°. 45.

(142) *Journal des Savans*, mai 1772, pag. 827. — *Avantcoureur*, n°. 8, 24 février 1772. — *Gazet. de Schaffouse*, n°. 5, 18 janvier 1775.

(143) *Journal de Politique & de Littérature*, ann. 1775, n°. 20, 15 juillet, tom. 2, pag. 339. *Gazet. salut.* 1775, n°. 34.

(144) Observation sur les effets salutaires de l'aimant, &c. *Gazet. salut.* 1778, n°. 33.

ſe ſont occupés du magnétiſme; les nouvelles autorités (145) que nous pourrions recueillir, n'ajouteroient rien aux précédentes; il n'en réſul-

(145) On peut conſulter encore ſur cet objet les ouvrages ſuivans.

1°. *Sammlung der neueſten gedruckten und geſchriebenen Nachrichten von Magnet curen.* Leipſic, 1778. C'eſt un recueil de différentes lettres & d'extraits d'ouvrages qui ont paru ſur cette matière. L'auteur y confond le magnétiſme animal & l'aimant.

2°. *Hiſtoria Triſmi Tonici quadraginta ferè ſeptimanarum à Philiatro de Voocher magnete curati.* Friburg. in-8.

3°. *Analyſe des fonctions du ſyſtême nerveux*, par M. de la Roche, médecin à Genève. Tom. 2, pag. 305, 1778. L'auteur y parle de l'efficacité des aimans artificiels pour rétablir la chaleur, la tranſpiration & l'écoulement périodique des règles; pour calmer des douleurs aiguës & autres ſymptômes nerveux, pour fortifier des organes affoiblis. » Je me ſuis moi-même guéri, » ajoute-t-il, par leur moyen, d'une » éruption dartreuſe qui commençoit à » m'incommoder beaucoup. »

4°. *Journal de Médecine*, mars 1781, pag. 272. On y lit une obſervation de M. Coſnier, docteur-régent de la Faculté, ſur le ſoulagement qu'éprouva, de l'application des aimans de M. l'Abbé le Noble, une dame tourmentée d'une chaleur exceſſive aux pieds, qui la privoit du ſommeil. On cite au même endroit pluſieurs autres obſervations de M. Coſnier, dont on n'indique pas l'objet, mais qui tendent à prouver le danger de l'application de l'aimant lorſqu'il eſt adminiſtré inconſidérément, ſoit relativement à la conſtitution des ſujets, à la nature & à la ſenſibilité des parties ſur leſquelles on applique les pièces aimantées, ſoit par rapport à la force qu'on leur donne, ou lorſqu'on en multiplie trop le nombre.

5°. *Verhandelingen van het Bataviaaſch genootſchap der Konſten en Wetenſchapen*, in-8.

C'eſt le premier volume des Mémoires de la Société qui s'eſt formée depuis quelques années à Batavia, & qu'elle y a publié en 1777. Il contient des obſervations de M. *Van Der Steege*, ſur l'uſage de l'aimant artificiel contre pluſieurs maladies, ſur-tout contre les dérangemens du mouvement & du ſentiment. L'auteur rapporte qu'il a rencontré des malades ſur leſquels cette application n'a rien opéré, & d'autres dans leſquels elle a excité des douleurs brûlantes & lancinantes. Les perſonnes qui avoient pris du mercure ne pouvoient en ſupporter l'uſage. Voy. *Gaz. ſalut.* 1782, n°. 7.

6°. Journal Italien, intitulé *Journal hiſtorique de Médecine.* Veniſe, 1776.

On y rapporte une obſervation d'épilepſie guérie avec le ſecours des aimans, par le docteur Iſraël-Loue-Dieu Caſes de Mantoue. Voyez ouvrage de M. *de Harſu*, pag. 63.

7°. *Récit des effets ſalutaires de l'aimant dans une maladie nerveuſe*, par M. Fourot, docteur en médecine en l'Univerſité de Beſançon. La malade éprouvoit des mouvemens convulſifs dans les muſcles du cou, qui lui agitoient la tête comme celle d'un automate. Ces ſecouſſes ſe communiquoient rapidement aux bras & à l'eſtomac. Elles étoient accompagnées de palpitations, de foibleſſes, & d'un état comateux dans lequel les yeux étant fermés, la tête tombant ſur la poitrine, & les jambes fléchiſſant ſous le poids du corps, au point qu'il falloit ſoutenir la malade pour prévenir ſa chûte, elle conſervoit la connoiſſance, avec la faculté d'entendre ſans pouvoir proférer une ſeule parole. M. Fourot eut recours aux aimans de M. l'Abbé le Noble, qui procurèrent un ſoulagement auſſi ſubit que marqué. *Gazet. ſalut.* 1779, n°. 6, 11 février.

teroit pas plus d'éclairciſſemens que des premières, ſur l'objet qui nous occupe, & qui, pour le rappeler ici, conſiſte à reconnoître ſi la doctrine du magnétiſme doit être enfin reléguée au nombre des erreurs, ou comptée d'une manière irrévocable parmi les vérités utiles.

En effet, tel a été le ſort de cette doctrine, que, malgré l'importance de ſon objet, malgré l'attention ſuivie avec laquelle les auteurs, en plus ou plus moins grand nombre, n'ont ceſſé, depuis le règne de la vraie phyſique juſqu'à nous, de s'en occuper, on n'eſt point encore parvenu à déterminer l'opinion qu'on doit s'en former. Ni le caractère d'ancienneté qui diſtingue ſon origine, ni la tradition la plus conſtamment ſoutenue ſur ſes avantages, ni une longue ſuite d'expériences ſur ſon efficacité, n'ont pu fixer encore ſa deſtinée. Il ſemble même que tant de titres ſi bien faits, en général, pour aſſurer parmi les hommes le ſort d'une vérité, pour cimenter un point de doctrine, n'aient eu pour celle que nous examinons ici, que des effets contraires. La doctrine du magnétiſme avoit pris naiſſance dans une ſource d'erreurs ſi ſinguliérement extravagantes; les vertus médicinales & naturelles que les anciens lui avoient attribuées, en petit nombre, étoient alliées à tant de propriétés ridicules & ſuperſtitieuſes, parmi leſquelles elles étoient confondues, que le ſort de celles-ci devenant commun aux premières, elles furent enveloppées dans le même arrêt de proſcription. La tradition des auteurs ne parut pas un meilleur témoignage en ſa faveur; loin d'épurer cette doctrine, on voit qu'elle la remplit de nouvelles erreurs depuis le règne de Paracelſe & des Alchimiſtes. Elle ne fit donc aucune impreſſion ſur les eſprits. L'expérience n'eut pas d'abord ſur cet objet une influence plus heureuſe. Le défaut de moyens empêcha de multiplier les premières épreuves; & les ſuccès dont elles furent ſuivies ne purent déterminer la confiance, parce qu'étant trop peu nombreux, ils ne purent ſortir de la claſſe des faits extraordinaires. Il n'y eut pas même juſqu'à l'analogie qui ſembloit devoir diſpoſer plus efficacement les eſprits en faveur du magnétiſme, dont on tira des inductions défavorables. Quelque frappans que ſoient les rapports de cet agent de la nature avec l'électricité, l'examen offre entre eux auſſi des différences remarquables; & c'étoit ſur-tout relativement à leur activité ſur l'économie animale, que ces différences devenoient plus marquées, & contraires au magnétiſme. On reconnoiſſoit dans la matière électrique un fluide actif qui manifeſtoit ſa préſence dans l'atmoſphère, & ſon action ſur le corps humain, par des effets violens & ſenſibles. Le fluide magnétique, au contraire, ne paroiſſoit pas plus propre à agir ſur nos nerfs, que dans l'air qui nous environne *, où l'on ne remarquoit de ſa part aucun effet qui annonçât une activité marquée, où même, pour cette raiſon, ſon exiſtence étoit revoquée en doute par pluſieurs phyſiciens.

* *Zwinger*, §. 10.

Ces réflexions, qui furent aſſez généralement adoptées, devoient avoir, & l'on voit en effet qu'elles eurent pour le magnétiſme, les ſuites les plus contraires. Non-ſeulement elles répandirent ſur cet objet une opinion défavorable, l'impreſſion qui en réſulta prévalut même au point que cette doctrine fut négligée, & tomba dans un oubli preſque abſolu. Lorſqu'en 1765, de nouvelles circonſtances ramenèrent les phyſiciens à s'en occuper, on regardoit cette doctrine comme abſolument nouvelle (146). On avoit perdu de vue ſon origine, & ſon règne non interrompu depuis la plus haute antiquité. On ne fixoit pas même ſa naiſſance à l'époque la plus favorable qu'on pût lui donner, à celle où l'expérience devint en phyſique le ſeul guide des obſervateurs. Un grand nombre de faits qu'on avoit déja recueillis, étoient ignorés & comme perdus.

A la vérité, on s'empreſſa alors de multiplier, & de varier les expériences; mais ces nouveaux efforts n'eurent pas des ſuites beaucoup plus heureuſes. L'enthouſiaſme & le charlataniſme entrèrent de moitié dans ces travaux, & détruiſirent la confiance que des recherches ſages & bien dirigées auroient pu inſpirer. Par une ſuite naturelle de cette circonſtance, l'attention ne s'excitoit point ſur cet objet. Les faits reſtoient épars & iſolés; on n'attachoit aucune importance au ſoin de les approfondir & de les comparer, pour tenter au moins de reconnoître ce que leur rapprochement & leur examen produiroient de clarté & de lumières. Un petit nombre d'obſervateurs célébroient ſeuls le magnétiſme. Mais des auteurs recommandables oppoſoient à des aſſertions trop ſouvent haſardées, un doute ſage & motivé. De Haen paroiſſoit conteſter à l'aimant toute eſpèce d'action ſur le corps humain. Le célèbre M. Storck la regardoit comme douteuſe. L'eſtimable auteur du traité des maladies des nerfs, attendoit, pour l'admettre, des faits authentiques & multipliés (147). La plus ſaine partie des médecins partageoit cette opinion, & ſe réuniſſoit à penſer que, vu la diverſité de ſentimens ſur cette matière, il falloit avoir de nouveau recours à l'expérience, & faire, avec attention & impartialité, de nombreuſes recherches.

Telle étoit la diſpoſition générale des eſprits relativement au magnétiſme, lorſque la Société royale de Médecine fut établie. Dans les premiers temps de ſon inſtitution, elle crut devoir donner à quelques objets

---

(146) On peut conſulter à ce ſujet les *Affich. & Annonc.* 1772, n°. 14. La *Médecine moderne*, tom. 2, chap. 19. Les *Obſervations de M. d'Arquier.* — L'annonce du Père Hell dans la *Gazette de Schaffouſe*, &c. &c.

(147) Voyez de Haen, *De Miraculis.* — Un paſſage d'une lettre latine de M. Storck, dans la préface des *Obſervations de Heinſius.* — M. Tiſſot, *Traité des Maladies des Nerfs*, tom. 4, pag. 399.

de physique médicale d'une haute importance, une partie de son attention. L'électricité attira sur-tout ses regards; mais elle pensa que pour donner à ses recherches en ce genre plus de développement & d'étendue, elle devoit faire marcher de front l'examen du magnétisme, qu'un grand nombre de rapports physiques & médicinaux lie si étroitement à l'électricité. Le premier objet de ce travail fut bientôt rempli sous les auspices du Gouvernement. Celui qui avoit le magnétisme pour objet, éprouva quelques retardemens; des raisons particulières avoient empêché la Société de s'y livrer, lorsqu'une circonstance favorable lui offrit les moyens les plus propres de s'en occuper.

Lorsque les plus savans physiciens eurent fait connoître les procédés par lesquels ils étoient parvenus à communiquer à l'acier bien trempé une vertu magnétique, bien supérieure à celle des meilleures pierres d'aimant naturelles, plusieurs artistes s'engagèrent dans la même carrière, & cherchèrent, en marchant sur leurs traces, à perfectionner les moyens de faire les plus forts aimans artificiels. M. l'abbé *Le Noble*, chanoine de Vernon-sur-Seine, se distingua sur-tout par ses talens dans ce genre de construction. Occupé dès 1754, de travaux relatifs à cet objet, ses recherches l'ont conduit à des résultats qui l'ont fait avantageusement connoître. Ce physicien habile emploie, pour former des aimans artificiels composés, des procédés plus parfaits que ceux qui avoient été jusqu'à lui connus des physiciens. Sur la fin de 1771, il présenta en ce genre, à l'Académie royale des Sciences, plusieurs aimans de sa composition, doués d'une très-grande force, dont un pesant 9 liv. environ, pouvoit soutenir un poids de 105 livres. Encouragé par cette compagnie savante, qui lui avoit accordé son approbation, M. l'abbé Le Noble a continué ses recherches, & il est parvenu, en perfectionnant ses procédés, à porter la force de ses aimans (148), au point d'en préparer un qui, pesant environ 15 livres, peut soutenir un poids de 230 livres.

En s'occupant du magnétisme artificiel pour des objets de physique, M. l'abbé Le Noble ne perdit pas de vue son usage pour la guérison de quelques maladies. Dès 1763, ses aimans pour les dents étoient connus dans la capitale, & recherchés des physiciens. En 1766, il rendit compte de plusieurs succès qu'il avoit obtenus de leur application pour la guérison (149) des maux de dents. Lorsqu'on eut saisi l'idée d'appliquer l'aimant en armure constante & habituelle, M. l'abbé Le Noble fut des premiers en France à s'en occuper. Depuis 1771, qu'il établit publi-

(148) *Avant-coureur*, n°. 8, 1772, 24 février. *Journal des Savans*, 1772, mai, pag. 827. *Affich. & Annonc.* n°. 25, 1766. — 1772, 1er. avril, n°. 14. *Journ. de Physiq.* juin 1777, pag. 454.

(149) *Affich. & Annonc.* 1766, 18 juin, n°. 25. — 1772, 1er. avril, n°. 14.

quement à Paris, un dépôt de ses aimans, il annonça des pièces aimantées, destinées à être appliquées aux poignets, sur la région de la poitrine, &c. telles que des bracelets, des croix magnétiques & d'autres pièces contre les palpitations, les crampes & le tremblement (150). La correspondance dont il jouit à cette époque, ayant multiplié ses connoissances dans ce genre de succès, & de nouvelles épreuves lui ayant appris qu'on pouvoit tirer de l'application de ses aimans, de grands secours dans les affections nerveuses les plus graves & les plus rebelles, telles que l'épilepsie & les maux de nerfs, il se détermina à venir, en 1777, à Paris, où, par le même motif qui lui avoit fait faire hommage à l'Académie du résultat de ses travaux sur les procédés qu'il emploie pour préparer ses aimans artificiels, il crut devoir confier à la Société royale de Médecine le soin d'en constater l'efficacité dans le traitement de plusieurs maladies. La compagnie s'empressa de seconder son zèle. Elle chargea MM. Mauduyt & Andry de faire des épreuves multipliées. Des occupations importantes n'ayant pas permis long-temps à M. Mauduyt de se livrer à ce genre de recherches, je fus nommé pour le remplacer (151).

SECONDE PARTIE.

Nouvelles Observations sur l'usage de l'Aimant dans le traitement de plusieurs maladies.

Nous ne nous bornerons pas à rapporter dans cette partie les effets de l'aimant dont nous ou plusieurs de nos confreres avons été témoins;

(150) *Avis au Public*, de M. l'Abbé le Noble, 1771, 19 octobre 1772 & 1773, 9 septembre. *Avant-coureur*, 1772, n°. 8.—*Affich. & Annonc.* 1772, n°. 14, 1er. avril. On a lieu de présumer que c'est de ces croix magnétiques que le *Père Hell* dit, *Gazet. de Schafhouse*, n°. 5 & 6, janvier 1775, qu'il en avoit vu de préparées à Paris, & qu'on s'en servoit en France contre les crampes d'estomac, deux ans avant qu'il se livrât à ce genre de recherches.

(151) Nous devons, en terminant cette partie, témoigner publiquement les obligations que nous avons à M. l'Abbé Desaunès. Nous avons trouvé par ses soins, à la Bibliothèque du Roi, tous les secours que nous pouvions desirer dans nos recherches, & nous avons profité avec fruit de ses lumières pour en étendre & perfectionner le plan. Notre travail prouveroit encore mieux combien nous lui sommes redevables, s'il nous eût été possible d'entrer dans quelques détails sur le *magnétisme sympathique* ou la *médecine magnétique*, l'une des plus extravagantes erreurs auxquelles la doctrine du magnétisme ait donné lieu, & dont on s'est efforcé tout récemment de renouveler les antiques prétentions, en les présentant sous une forme nouvelle, appropriée aux principes de la physique moderne.

la Société royale de Médecine ayant reçu de ses associés & correspondans des observations intéressantes, & M. l'abbé Le Noble, dans un mémoire lu au mois de septembre 1777, dans une de nos séances, ayant cité plusieurs exemples de guérisons qu'il avoit opérées avant de se présenter à la Société, nous ferons aussi mention de ces observations. Mais en rapportant les faits de ce dernier genre, nous aurons soin de ne les présenter qu'avec le degré d'authenticité que nous leur aurons reconnu.

Les maladies dans le traitement desquelles nous allons exposer les effets de l'aimant se rapportent en général à la classe des affections nerveuses. On pourroit les partager en plusieurs ordres ou genres principaux, suivant qu'elles ont été éminemment douloureuses, ou simplement spasmodiques & convulsives.

Le grand nombre de nerfs qui dans l'homme se distribuent à la face, rendent cette partie sujette aux plus vives affections de douleurs. En ce genre, on distingue sur-tout l'*odontalgie* ou le *mal de dents;* la maladie aussi douloureuse que fréquente, appelée *fièvre ou rhumatisme fixé au visage;* & cette affection particulière & très-douloureuse de la face, que le plus grand nombre des auteurs semble n'avoir pas connue, mais dont le docteur *Fothergill* (1) nous a donné une bonne description. Assez semblable sous quelques rapports aux deux affections précédentes, elle en diffère essentiellement en plusieurs points. Elle attaque particuliérement les personnes d'un âge avancé, & les femmes y sont plus sujettes que les hommes. Son siége ordinaire est à la mâchoire supérieure, dans quelques parties au dessus du bord alvéolaire. Rarement la mâchoire inférieure en est affectée. Les malades expriment diversement la sensation qu'ils en éprouvent; mais il suffit de les voir dans le paroxisme, pour juger qu'elle est des plus violentes, & pour en avoir compassion.

M. Fothergill paroît croire que cette maladie dépend d'une acrimonie cancéreuse, & qu'il seroit peut-être possible de la guérir, si, dès les commencemens, on la combattoit par des remèdes convenables. Malheureusement une triste expérience a appris que cette affection est rebelle aux secours les mieux indiqués. Les observations suivantes en offriront la preuve; elles feront connoître en même temps ce qu'on a lieu d'attendre de l'usage de l'aimant, au moins pour en calmer la violence.

---

(1) *Medical Observations and inquiries, &c.* vol. 5. Londres, 1776, 14e. mémoire.

Affection douloureuse de la face (2).

OBS. I. Le premier malade dont nous allons rendre compte (3) eſt M. de L. négociant de Rouen, âgé d'environ 65 ans, que j'eus occaſion de voir pendant mon ſéjour dans cette ville en 1776. Son indiſpoſition avoit commencé à s'annoncer huit ou neuf ans auparavant par de légers élancemens ou dards, qui prenoient avec autant de vivacité qu'un éclair, & qui paſſoient de même. On fit peu d'attention à ces douleurs, dont on attribuoit la cauſe à quelques dents cariées, qui pouvoient donner accès à l'air. On ſe perſuadoit que le nerf découvert par la carie, étoit la cauſe de ces élancemens, auſſi violens que ſubits. Ils prenoient plus ordinairement les ſoirs, après ſouper, dans l'hiver, quoique cependant ils ſe fiſſent quelquefois ſentir dans d'autres inſtans de la journée. Toutes ces douleurs & leurs criſes avoient été peu conſidérables juſqu'en 1772, année où elles commencèrent à devenir plus longues & plus fréquentes; au point qu'en ſeptembre, octobre & novembre de cette même année, elles étoient preſque continuelles, & ne laiſſoient prendre de repos au malade, ni le jour ni la nuit. Toujours perſuadé que de mauvaiſes dents étoient le principe de ſes maux, il appela le dentiſte, qui lui arracha toutes les mauvaiſes, & les racines qui étoient du côté affligé; mais il n'en fut que plus tourmenté.

Cette terrible criſe, qui avoit duré près de trois mois, s'étoit enfin terminée vers la mi-novembre. Mais depuis ce temps juſqu'en octobre 1776, les douleurs avoient repris de temps à autre, & duré quelquefois pendant des huit jours entiers. Il y a eu des étés où le malade ne s'en reſſentoit que foiblement. Il vaquoit encore à ſes affaires, & pouvoit vivre avec ſon mal, qui devint beaucoup plus opiniâtre par la ſuite. Lorſque je le vis en 1776, au mois de novembre, il y avoit plus d'un an qu'il ſouffroit conſidérablement. Depuis le mois d'octobre de l'année précédente juſqu'au mois d'août, à peine avoit-il eu, par repriſes,

(2) Nous ne connoiſſons aucun exemple de l'uſage de l'aimant dans ce genre d'affection ou de douleur. Le ſeul cas qui ſemble s'y rapporter, mais qui en diffère eſſentiellement, eſt celui que cite M. *Deſcemet*, d'une douleur vive avec élancemens dans l'orbite. Nous aurons ſoin, à chaque maladie particulière dont nous parlerons, d'indiquer les obſervations analogues que les auteurs qui nous ſont connus auront publiées. Ces rapprochemens ne peuvent être ſans utilité.

(3) Nous rapportons ici cette obſervation qui ſe trouve inſérée dans le 1er. vol. *des Mém. de la Soc.* parce que, depuis cette époque, l'uſage de l'aimant a été continué, & que nous avons recueilli de nouveaux détails, dont la ſuite fera mieux connoître les effets de l'aimant dans cette maladie. C'eſt au zèle éclairé de M. *Del.* fils que nous les devons.

ſix

ſix ſemaines de bon temps. Juſques-là encore ſes élancemens ne s'étoient fait ſentir que quelquefois & par criſes, en laiſſant pendant la journée de longs intervalles. Mais depuis le mois d'août, les douleurs étoient devenues plus fréquentes qu'en 1772; leur nombre par jour ne pouvoit ſe calculer; elles revenoient à chaque inſtant, & ne laiſſoient prendre au malade aucun repos. Il y avoit eu cependant pluſieurs jours où les douleurs laiſſoient entre elles quelques intervalles d'une, deux & même trois heures. Mais après les intermiſſions, elles revenoient avec plus de violence, & ſembloient, par leur vivacité & leur fréquente répétition, ſe dédommager de leurs courtes abſences.

Tel étoit alors le triſte état du malade; les douleurs, qui n'avoient duré d'abord qu'une ſeconde, alloient ſouvent juſqu'à trois & quatre minutes. Il ſembloit que tous les nerfs de l'œil ſe déchiroient; leurs contractions étoient ſi violentes, que les larmes couloient abondamment. Le mal ſe répandoit le long de la joue, gagnoit juſqu'à l'extrémité du nez, & ſerpentoit dans les gencives. Quelquefois il ſe faiſoit ſentir avec force au deſſus du ſourcil, & s'étendoit juſqu'au ſommet de la tête. Le ſiège de la douleur n'étoit pas fixe; elle ſe portoit quelquefois avec plus de force au ſourcil; quelquefois l'œil étoit le plus ſouffrant; les gencives, dans d'autres inſtans, étoient les plus affligées. Il paroiſſoit cependant que le foyer du mal étoit toujours placé au deſſous de l'œil, vers le nez, & que le front ou les gencives n'en recevoient des atteintes que par contre-coup. L'œil étoit larmoyant depuis 1772.

On avoit remarqué que la plus légère vivacité occaſionnoit le retour ſubit de ces douleurs, & qu'elles revenoient plus volontiers, ſuppoſé qu'elles fuſſent aſſoupies, lorſque le malade mangeoit ou faiſoit quelques mouvemens. Il avoit fait uſage des bains, des demi-bains, de lavemens, & de purgations légères. Différentes pommades, les véſicatoires, le ſavon de ſaturne avoient été employés, & l'eau de ſquine donnée pour boiſſon. On avoit appliqué les ſangſues, & fait faire uſage du taffia; ces remèdes n'avoient procuré aucun ſoulagement.

Le malade étoit réduit dans un état vraiment déplorable, lorſque, bien convaincu de l'inutilité des ſecours ordinaires, un célèbre médecin de la ville lui conſeilla l'uſage de l'aimant; ce conſeil ſalutaire fut ſuivi d'un prompt ſuccès. Ce fut à cette époque que je le vis armé jour & nuit de ſon aimant artificiel, charmant ſa douleur dans le moment même, & la faiſant diſparoître en peu de temps. A l'inſtant où les élancemens ſe faiſoient ſentir, l'application de l'inſtrument ſur la partie douloureuſe calmoit le mal comme par enchantement, & faiſoit ſuccéder aux déchiremens violens un engourdiſſement léger & très-ſupportable. Le malade se servoit des aimans artificiels de M. l'abbé Le Noble; celui dont il faisoit usage, pouvoit soutenir un poids de six livres : il se proposoit d'en substituer un qui fût d'une force double.

C'étoit après de longues souffrances que l'aimant avoit été mis en usage; & la crise ayant cessé quelque temps ensuite, le malade se crut guéri. Cependant il avoit vu souvent son mal se calmer par intervalles, pour renaître ensuite & reprendre toute sa force; mais, quoiqu'il eût éprouvé de pareilles alternatives de repos & de souffrances, il lui sembloit que le mieux n'étoit jamais revenu si souvent, & n'avoit jamais été d'une aussi longue durée. Pendant l'année 1777, il eut des intervalles de plusieurs mois, pendant lesquels il sentit peu de douleurs. Il put, au mois d'août, passer trois semaines à la campagne, où il souffrit, pendant la première, un peu plus que les deux suivantes. A son retour, les douleurs n'étoient pas fréquentes; il passoit des jours entiers sans en ressentir. Ses forces s'étant accrues, il fit, au mois de septembre, un voyage que ses affaires rendoient indispensable depuis deux ans, & que son état, toujours souffrant, ne lui avoit pas permis d'entreprendre. L'embonpoint revenoit; le repos de la nuit, la promenade pendant le jour, & la tranquillité d'esprit hâtoient son rétablissement. Au mois de novembre, cet état de calme se soutenoit, malgré la rigueur & l'inconstance des temps; le malade jouissoit de la meilleure santé, & sa famille s'empressoit d'annoncer qu'il devroit aux aimans la cessation absolue de ses douleurs.

Ces espérances flatteuses ne furent point réalisées; les crises reparurent comme à l'ordinaire, & se succédèrent pendant les années 1778, 1779 & 1780, sans rien offrir de remarquable dans le cours de la maladie.

Au mois de mai 1781, le malade avoit beaucoup souffert depuis six mois; les crises avoient été violentes & très-fréquentes. Il se trouva plus tranquille le mois suivant, quoiqu'il ne fût pas sans douleurs; il se passoit peu de jours qu'il n'en ressentît. On avoit alors observé qu'en général moins elles étoient fréquentes, plus elles se faisoient sentir avec force. Ce calme augmenta encore pendant les deux mois qui suivirent; le malade passoit des jours entiers sans éprouver d'élancemens, ou il n'en ressentoit qu'un ou deux tout au plus : il pouvoit sortir. Mais vers la fin du mois d'août, le temps étant très-orageux, il fut vivement repris. Cette nouvelle crise fut violente, & de longue durée; ses suites ont été comme à l'ordinaire; la maladie n'ayant subi, depuis cette époque jusqu'au moment actuel, aucun heureux changement. On a remarqué depuis trois ans, que vers la canicule, & dans les mois les plus sujets aux brouillards, les douleurs sont plus fortes & plus constantes; les temps orageux contribuent aussi beaucoup à les augmenter. Quand le vent fouffle du nord, le malade fe porte mieux que quand il paffe à l'eft ou au fud-eft.

Dans les crifes nombreufes qui, depuis 1776, fe font fuccédées, le malade n'a ceffé de faire ufage de l'aimant. L'application fimple du barreau aimanté, au moment que les douleurs fe font fentir, a toujours procuré un foulagement plus ou moins marqué; mais un ufage auffi long-temps continué de l'aimant n'a pu détruire le mal dans fon principe. Pour en opérer la deftruction, on a tenté différens moyens : ils ont tous été infructueux. Le malade a porté l'aimant en armure : elle étoit compofée d'une couronne, d'un collier, de bracelets, d'une plaque fur la poitrine. Pendant huit mois que ces pièces ont été en fituation, le mal n'a fubi aucun changement; toujours mêmes intervalles & mêmes retours. Quelques aveux faits par le malade ayant donné lieu de foupçonner la préfence d'une humeur dartreufe, qui fembloit s'être anciennement manifeftée par de légères éruptions, on établit un traitement fur cette indication : les remèdes dépurans, & l'ufage d'une pommade épifpaftique, vantée pour fes vertus contre les dartres, furent prefcrits. On n'en obtint aucun fuccès; les crifes revinrent comme à l'ordinaire, & lors même de la fuppuration qui fut entretenue pendant plus d'un an. L'opiniâtreté du mal & fa violence engagèrent à tenter les dernières reffources. On a quelques exemples de ce genre de douleurs attaquées avec fuccès par l'opération chirurgicale (4). La fection du nerf fut tentée deux fois au mois de mars 1781. On pratiqua l'incifion fous l'œil à l'endroit où la feconde branche de la cinquième paire fort du canal fous-orbitaire, & fe partage à l'orifice en trois ou quatre rameaux qui fe fous-divifent; l'opération n'eut aucun fuccès, même dans une feconde tentative. En faifant des recherches fur des cadavres, on crut reconnoître que l'incifion avoit été faite trop haut, & dans une direction peu convenable pour rencontrer le rameau de nerf affecté; lequel, fuivant le rapport du malade, eft celui qui part du deffous de l'œil, & fe porte au coin de la narine. Après cet examen, le chirurgien propofa une troifième opération; mais le malade, qui s'étoit livré deux fois, s'y refufa; la confiance lui manquoit encore plus que le courage.

L'aimant, dans cette obfervation, n'a donc eu aucune action cura-

---

(4) La *Gazette falutaire* rapporte, n°. 36, 1766, un exemple de cette opération pratiquée avec fuccès à Paris par M. Louis, fur un prieur des Prémontrés, d'après l'avis de M. Tronchin. On peut confulter encore fur cet objet, dans le recueil des Thèfes de la Faculté de Médecine de Paris, la differtation fuivante de M. Vieillard : *Utrùm in pertinacibus capitis faciêique doloribus aliquid prodeffe poffit fectio ramorum nervi quinti paris?* 10 mars 1768. *Concl. negat.* On y trouve trois exemples de l'inutilité ou du danger de cette opération.

tive puisque depuis 1776, que le malade en fait usage, les crises n'ont pas cessé de reparoître; mais il a manifesté dans ce cas une action palliative, qu'il a toujours conservée. Peut-être cependant pourroit-on dire que la maladie eût fait des progrès, & que sans l'usage des aimans, elle eût eu moins d'intervalles & de rémissions. D'ailleurs, l'application de l'aimant en armure ne peut-elle pas être absolument nécessaire pour détruire, dans son principe, un mal aussi rebelle ; & le malade n'en auroit-il pas, dans cette supposition, cessé l'usage trop tôt, vu la violence de ses douleurs? C'est à l'expérience à nous instruire sur tous ces points. Dans l'observation présente, elle a prouvé & prouve encore que l'aimant n'a point guéri. Son action s'exerce bien sur chacune des atteintes de douleurs : il semble qu'elle en enchaîne la violence, qu'elle en arrête le développement; mais il n'a aucune prise sur la cause & la durée de l'accès. La crise commence & se détruit d'elle-même, comme celle de la goutte.

Dans cette action de l'aimant sur ses douleurs, le malade a fait plusieurs observations dignes de remarque. Il a observé que l'adoucissement qui résulte de son application, varie suivant l'espèce des douleurs dont il est affecté; car elles ne sont pas toujours les mêmes, ni pour la durée, ni pour la violence, ni quant à l'intervalle qu'elles laissent entre elles.

Lorsqu'elles sont violentes, malgré l'action toujours sensible du fer aimanté sous lequel elles viennent se fixer & s'éteindre, pour la plus grande partie, il s'en échappe des parcelles de tous côtés, & particuliérement vers l'œil, où elles causent des douleurs inouies. L'aimant, suivant la comparaison qu'en donne lui-même le malade, d'après ce qu'il éprouve, est, par rapport à ces douleurs fortes, ce que sont des écluses qui retiennent un courant d'eau : elles en arrêtent bien la masse; mais celle-ci pressant contre leur surface, se fait jour en plusieurs endroits, & les filets d'eau échappés se portent plus ou moins loin, en proportion de la pression que cause la charge. Cette comparaison nous a paru frappante, & nous avons cru devoir la rendre telle qu'elle nous a été présentée.

Si les douleurs sont foibles, elles viennent paisiblement se fixer sous l'aimant, & s'y terminent sans rejets. L'aimant agit même alors d'une manière surprenante, & qui, suivant le malade, doit servir de réponse à l'objection de quelques incrédules, qui, n'attribuant rien à son action, sont persuadés que la pression forte de tout autre corps sur le nerf douloureux & irrité, suffiroit également seule pour arrêter les douleurs. Cette opinion est vraie jusqu'à un certain point; le malade l'a éprouvé : mais l'expérience lui a appris aussi que l'aimant agit sans pression; & c'est cette action qui mérite d'être remarquée. Quand les douleurs sont foibles, (& ce n'est que dans ce cas) le malade laissant son aimant à trois & quatre lignes de distance de la peau, a senti un grand nombre de fois que l'approche seule de l'aimant fixoit & amortissoit la douleur. L'aimant fait plus encore, même à cette distance; il la déplace, & maître, pour ainsi dire, de la douleur, le malade peut la promener à son gré dans les parties voisines du siège principal, qui est au dessous de l'œil, telles que le nez, la joue, la levre supérieure, les gencives, &c. Ce déplacement a quelque chose de curieux. Il semble que l'aimant ait le même empire sur la douleur, que sur l'aiguille qui, surnageant dans un bassin, suit les divers mouvemens de l'aimant qui lui est présenté dans une distance convenable. Quand le malade n'a point de douleurs, il ne sent aucunement ni l'approche ni l'action de l'aimant sur les parties affectées : ces parties ne sont sensibles à son action, que dans le temps de la crise.

L'affreuse propension qu'ont ces douleurs à se renouveler dans les temps orageux, où l'air est plus chargé de fluide électrique, est, suivant le malade, un indice assez évident de l'influence qu'a cette matière sur les nerfs, principalement dans cette maladie. C'est dans les phénomènes qu'offre l'électricité, qu'on peut, à son avis, se former une idée juste & précise de son état. En supposant qu'il existe un fluide nerveux, que ce fluide soit analogue à la matière électrique, qu'il circule dans nos nerfs comme le sang dans nos veines, on doit admettre, selon lui, que les nerfs en contiennent, dans les temps orageux, une plus grande quantité; que cette surabondance se manifestera sur-tout dans les nerfs affectés d'un vice local capable d'en arrêter la circulation; & que cet état sera plus fréquemment senti dans de certains temps, à raison de la quantité des vapeurs répandues dans l'atmosphère. En se servant ensuite de la comparaison du tableau magique, qui ne fait explosion qu'autant qu'on lui a donné le temps de se charger en quantité suffisante, il explique comment la douleur occasionnée par une surcharge de fluide nerveux, qui fait explosion, ne revient que quand il y a eu un assez long intervalle, pour qu'il se soit de nouveau amassé assez de fluide nerveux pour opérer une explosion nouvelle; & ces sensations douloureuses doivent être plus ou moins fréquentes, à raison de la quantité de matière électrique répandue dans l'air, laquelle sert à réparer plus ou moins promptement la perte que chaque explosion occasionne. Pour bien apprécier la valeur de ces idées, on doit observer, 1°. que les douleurs sont extrêmement rapprochées dans de certains jours, & dans d'autres très-distantes. 2°. Qu'elles prennent avec la promptitude d'un éclair; le coup de la foudre n'est pas plus subit. 3°. Que chaque douleur passée, la partie affectée n'en conserve aucun ressentiment; le coup part; la vibration se fait aussi-tôt sentir dans les parties voisines, & le calme succède jusqu'au retour d'une nouvelle douleur, qui, aussi prompte & aussi violente, est encore suivie d'un calme pareil. Comment, dit le malade, concevoir autrement le principe (5) de ces douleurs ? Mais comment aussi concevoir, dans cette supposition, l'action de l'aimant sur la cause qui les produit? Quoi qu'il en soit du mécanisme de leur formation, les nerfs, suivant son rapport, lui semblent, dans ce moment, se tendre, se crisper, se gonfler: ils sont dans l'état d'une véritable crampe. Si le travail de ces nerfs n'est cependant pas apparent, & qu'au tact il soit impossible de s'assurer de leur agitation, de leur gonflement, c'est à la finesse de leurs rameaux qu'on doit en attribuer la raison. Au reste, le malade sent distinctement les filets nerveux distribués dans la partie souffrante se porter alors vers l'aimant, & comme s'élancer vers lui; la peau même lui paroît participer à ce mouvement. Plusieurs personnes éclairées, & amies du malade, assuroient que ce mouvement de la peau étoit réel, & quelquefois assez sensible pour être apperçu à l'extérieur.

OBS. II. Madame Bronod, demeurant rue de Braque au Marais, avoit reçu de la nature une constitution saine & robuste. A l'âge de huit ans, la petite-vérole avoit mis ses jours en danger; à quatorze elle fut mariée, n'étant pas nubile ; elle ne le devint que l'année suivante ; & depuis ce temps, l'éruption des règles fut toujours accompagnée de violentes coliques, jusqu'au terme ordinaire de leur cessation. Vers sa dix-huitième année, il lui étoit survenu une affection dartreuse, qui s'étoit jetée sur le visage, & qu'elle avoit portée jusqu'à l'âge de cinquante ans. Depuis cette époque, si l'on excepte deux attaques de goutte & une douleur de sciatique dont elle souffrit considérablement, elle n'avoit eu d'autre maladie que l'indisposition dont nous allons rendre compte.

Elle s'annonça, dès 1773, par des douleurs sourdes à la mâchoire supérieure du côté droit, qui se renouveloient de temps à autre, & telles à peu près qu'en auroit excité un mal de dents léger. La malade étoit d'autant plus surprise d'en éprouver, qu'elle n'avoit point de dents de ce côté, ni en haut ni en bas. L'impression de ces douleurs étant très-supportable, & n'étant pas continuelle, M[e]. Bronod y fit peu d'attention.

(5) On trouve à peu près les mêmes idées exposées à la suite des *Observations sur la vertu de l'aimant contre les maux de dents*, insérées dans la *Gazette salut.* n°. 2, 1766. L'auteur regarde le fluide nerveux comme n'étant autre chose que la matière électrique à laquelle les nerfs servent de conducteurs. En même temps qu'elle entretient l'activité nécessaire aux organes, elle cause les spasmes & les douleurs quand son mouvement est troublé. Ce n'est que par cette théorie, ajoute l'auteur, qu'on peut expliquer l'effet de l'aimant dans les affections des nerfs.

En 1774, elles devinrent beaucoup plus aiguës, & se répandirent sur la totalité de la mâchoire du même côté droit, faisant beaucoup souffrir la malade quand elle mangeoit quelque aliment solide ; elles se portèrent aussi, cette même année, sur la tempe droite.

Pendant les années 1775 & 1776, le mal augmenta & continua de s'étendre toujours du côté droit, les douleurs devenant en même temps plus vives & plus fréquentes. En 1777 & 1778, elles prirent encore un nouvel accroissement, s'étendant alors jusques sur le front, toujours du même côté. Leur violence s'accrut en même proportion ; tous les mouvemens du visage devinrent horriblement douloureux : la malade ne pouvoit plus se moucher ni bâiller, manger ni parler sans douleurs ; & seulement de passer la langue sur les lèvres, l'incommodoit vivement. Elle ressentoit en même temps des plénitudes dans le front, qui l'affectoient désagréablement.

A la fin de 1778, les douleurs avoient gagné jusqu'à l'œil droit ; & pendant l'année 1779, elles s'étendirent sur toute la surface de la tête du même côté. La malade les éprouvoit alors presque continuellement, & d'une manière si aiguë, qu'elles lui faisoient pousser les hauts cris.

Pour se délivrer d'un mal aussi cruel, Me. Bronod avoit consulté les médecins les plus célèbres de la capitale, & fait un grand nombre de remèdes. On avoit employé inutilement, pendant dix-huit mois, le régime le plus doux & le plus humectant ; les bains domestiques, la saignéedu pied, les fumigations, les emplâtres d'opium, les gouttes anodines n'avoient produit aucun effet. En 1776, au mois de mai, Me. Bronod se fit ouvrir un cautère : comme il ne procuroit pas un soulagement entier, on lui conseilla d'y faire appliquer les sangsues ; elles seules parurent opérer un bien réel : leur application fut suivie de quelques mois de tranquillité. Vers 1777, les douleurs s'étant renouvelées, on employa l'eau froide en douches ; la malade s'en servit aussi pour se bassiner le visage, les yeux, & pour la respirer. Les douches soulagèrent pour quelque temps ; mais bientôt après le mal se réveilla avec la plus grande violence. Les eaux de Caransac furent employées sur la fin de l'année 1778 ; on mit ensuite la malade au lait, pour toute nourriture. On fit des frictions aux jambes, avec la teinture de cantharides. La tête fut couverte avec des calottes imbibées de cette même teinture. On fut obligé d'abandonner tous ces moyens pour avoir recours aux purgatifs, qui procurèrent des évacuations considérables de matières bilieuses & glaireuses, quoiqu'on les donnât fort légers, composés d'un scrupule de sel d'Epsom & d'un scrupule de follicules de séné, infusés dans une chopine de petit-lait. Le calme qu'ils procurèrent d'abord engagea à en continuer l'usage pendant quelque temps ;

mais ils eurent bientôt le sort des autres remèdes ; ils ne soulagèrent que dans les premiers momens. On eut recours ensuite aux vésicatoires, qu'on fit suppurer abondamment pendant six semaines. Cette nouvelle tentative n'eut pas plus de succès. En un mot, on employa successivement tous les moyens qui parurent les mieux indiqués ; ils ne procurèrent aucun soulagement.

Après avoir épuisé en vain les secours ordinaires & connus, Me. Bronod résolut de tenter l'usage de l'aimant. Elle prit sur cet objet l'avis de M. Le Roi, professeur en médecine de la faculté de Montpellier, qui lui donnoit des soins ; & le 20 octobre 1779, nous nous rendîmes à son invitation, accompagnés de M. l'abbé Le Noble. Tel étoit alors l'état dans lequel elle se trouvoit. Les douleurs qu'elle ressentoit étoient vives, continuelles & déchirantes. Elles occupoient tout un côté de la tête. La sensibilité étoit tellement augmentée dans les parties souffrantes, que la malade ne pouvoit parler ni faire aucun des mouvemens du visage, sans souffrir cruellement. Une heure de temps suffisoit à peine pour un repas très-frugal, qu'elle étoit forcée d'interrompre un grand nombre de fois, par la force des douleurs qu'occasionnoit la mastication. Réduite à l'état le plus triste, elle ne pouvoit jouir de la société, se livrer à la lecture, ni s'occuper soit à écrire, soit à faire les plus légers ouvrages : à l'application la plus légère, à la plus foible contention d'esprit, elle ressentoit dans la capacité des os du front une douleur sourde, qui, dans le même instant, retentissoit à la tempe. Outre les crises souvent répétées de ses douleurs, elle éprouvoit dans le front des plénitudes continuelles, & des chaleurs dans l'estomac & à la tête, qui lui étoient insupportables. Pendant tout l'été, elle avoit été obligée de se servir d'un éventail nuit & jour, pour calmer ces chaleurs. Le sommeil étoit souvent troublé par des mouvemens de nerfs dans le corps, mais qui n'étoient pas, comme ceux de la tête, accompagnés de douleurs aiguës. On avoit remarqué que lorsque ces secousses nerveuses avoient eu lieu pendant la nuit, les douleurs étoient le jour suivant beaucoup plus violentes. Dans le cours d'une maladie aussi longue, Me. Bronod n'avoit éprouvé aucun affoiblissement dans les jambes ; elle avoit toujours pu marcher comme à trente ans ; on ne s'étoit jamais apperçu qu'il y eût eu le plus léger accès de fièvre ; le cours des urines s'étoit toujours bien soutenu, mais l'estomac étoit dans le plus mauvais état, quoiqu'elle observât le régime le plus exact, & la constipation sur-tout étoit portée à un point extrême.

Les aimans que M. l'abbé Le Noble remit à Me. Bronod consistèrent en une couronne, un collier, une croix aimantée qu'elle devoit porter sur la poitrine, & deux plaques destinées à être appliquées aux jambes. Dès le troisième jour de leur application, Me. Bronod ressentit fentit un léger foulagement, & chaque jour enfuite amena un nouvel adouciffement à fes maux. Les douleurs devinrent infenfiblement moins aiguës & moins fréquentes. Le fentiment de plénitude à la tête diminua dans la même proportion; les fecouffes nocturnes des nerfs fubfiftèrent encore quelque temps : mais à la fin de décembre, le foulagement fut parfait en tous points. Depuis ce temps, M^e^. Bronod n'a reffenti aucune atteinte de fes anciens accidens; elle eft rendue à la fociété, à fon genre de vie ordinaire, & elle jouit de la meilleure fanté, âgée de plus de foixante-dix ans. Pour affurer de plus en plus l'état de calme & de bien-être dont elle jouit, & qu'elle croit devoir aux aimans, elle continue d'en faire ufage, ayant foin tous les trois mois de les renouveler.

Obs. III. En 1777, M. Coffon, maître fellier, demeurant alors rue du Sépulcre, en face de la cour du Dragon, confulta M. Vicq d'Azyr fur la manière de faire ceffer des douleurs très-vives, & des convulfions qu'il éprouvoit dans un des côtés de la face. Quelques mois auparavant, il avoit été attaqué d'une légère apoplexie, à laquelle cet état avoit fuccédé. C'étoit principalement vers la commiffure des lèvres que la douleur fe faifoit reffentir; elle revenoit par intervalles, & il fe paffoit peu de jours fans accès. Lorfqu'ils avoient lieu, l'angle des lèvres étoit agité par des fecouffes répétées; la joue frémiffoit en plufieurs points; l'œil du même côté fe rempliffoit de larmes qui couloient affez abondamment, & le malade éprouvoit une douleur qui lui faifoit quelquefois pouffer les hauts cris. La langue étoit alors embarraffée, & le malade s'exprimoit difficilement & avec fouffrance. Ces fortes d'accès étoient ordinairement terminés par une falivation affez confidérable.

Après avoir mis en ufage plufieurs remèdes, parmi lefquels ceux qui excitèrent l'écoulement de la falive produifirent feuls quelque avantage, M. Vicq d'Azyr confeilla l'application d'un aimant artificiel fur le lieu de la douleur & de la convulfion. Le malade s'en procura un affez fort, & en fut réellement foulagé. Il attendoit, pour s'en fervir, que les fouffrances fuffent très-vives; & alors elles diminuoient prefque toutes les fois qu'il en faifoit l'application.

Plufieurs mois après, le mal fit des progrès. La ftupeur fuccéda à l'exceffive fenfibilité, & le malade fuccomba à une efpèce de léthargie qui dura pendant plufieurs jours. Il eft rare que la fin de ces maladies, qui fuivent les comateufes, ne foit pas funefte.

Dans cette obfervation, l'aimant ne paroît pas avoir produit d'autre avantage que la diminution de la douleur très-vive que le malade reffentoit par intervalles.

Odontalgie ou maux de dents (6).

Obs. IV. La nommée Anne Dupuis, veuve en premières noces de Jean Bondoux, & femme alors de Jacques Pied-de-Cocq, âgée d'environ cinquante ans, & d'une forte conftitution, étoit depuis deux mois tourmentée de maux de dents fi violens, qu'ils ne lui laiffoient de repos ni le jour ni la nuit; elle ne pouvoit fouffrir dans fa bouche aucune nourriture, ni mâcher aucune efpèce d'alimens. A la fin de feptembre 1777, s'étant préfentée une première fois chez M. l'abbé Le Noble qui étoit abfent, quelques perfonnes effayèrent de lui procurer du foulagement, en touchant fes dents avec un barreau aimanté. La violence du mal réfifta à cet effai. Ne fe fentant point foulagée, elle retourna peu de jours après chez M. l'abbé Le Noble, qui lui ceignit la tête d'un bandeau d'aimans, qu'elle garda pendant quelque temps. Le troifiéme jour, elle commença à éprouver un foulagement fenfible, qui augmenta progreffivement au point que le 12 octobre fuivant elle ne reffentoit plus de douleurs, & qu'il ne lui reftoit alors que de la foibleffe dans toute la mâchoire. Le troifième jour, elle put fe livrer au fommeil, & le fixième, elle fut en état de prendre de la nourriture.

Le 13 octobre, M. de la Planche, notre confrère, docteur-régent de la faculté de médecine, ayant examiné la bouche de cette femme, trouva qu'elle avoit les gencives violettes & tuméfiées, qu'il lui manquoit huit à dix dents; que celles qui reftoient étoient jaunes, enduites de tartre, & que cinq à fix étoient cariées entièrement. Dans l'expofé qu'il rédigea de fon état, M. de la Planche annonçoit que cette femme, qui, fuivant fon propre rapport, ne pouvoit pas même, deux mois auparavant, manger de la bouillie, mâchoit fort bien alors le pain & les autres alimens folides, qu'elle étoit robufte, & jouiffoit d'une bonne fanté. En gratant avec l'ongle les dents gâtées, il ne lui excita point de douleur. Le bandeau d'aimant étoit devenu très-lâche; ce qui lui

(6) Nous avons cité plus haut un grand nombre d'auteurs qui ont parlé de l'efficacité de l'aimant pour calmer les douleurs de dents. Pour les rapprocher ici, nous compterons parmi les plus anciens, *Paracelfe*, *Borel*, *Hoffman* & *Stockerus* (gargarifme magnétique); depuis Klarich, parmi les étrangers, MM. *Von Aken & Stromer* (en Suede). *L'auteur anonyme* de Pétersbourg, M. *Boefnier de la Touche* (dans les papiers Anglois). MM. *Kæftner*, *Hollmann*, *Heffe*, *Glaubrecht*, *Reichel & Ludwig* (en Allemagne). En France, M. d'*Arquier*, M. *de la Condamine*, le *Praticien de Bordeaux*, M. *Sigaud de la Fond*, M. *Defcemet*, le *Père Paulian* à Nimes, M. l'*Abbé le Noble*, l'*anonyme*, & *l'un des auteurs* de la Gazette falutaire. On peut ajouter encore M. *Mefmer* (odontalgies exceffives, *lett. à M. Unzer*, &c.); M. *de Harfu*, obf. 5, pag. 87; 6, pag. 90; 24, pag. 120; 2ᵉ. obf. de M. *Filliet*, pag. 156. On trouve auffi quelques détails dans l'*Avant-coureur*, nº. 8, 1772.

faiſoit préſumer que la tête avoit été fort enflée au moment de l'application. Tous ces détails ſont conſtatés par deux certificats que M. Levé, écuyer, avocat en Parlement, premier échevin de la ville de Paris, qui prenoit intérêt à la malade, & M. de la Planche, notre confrère, ont donnés, & que M. l'abbé Le Noble nous a remis.

Obs. V. M. de Gervilliers, brigadier des armées du Roi, &c. avoit ſouffert des maux de dents très-conſidérables, qui lui avoient donné quelquefois de la fièvre. Pour en calmer la violence, il ne connoiſſoit d'autre remède que de les faire arracher. Le mal ne cédoit pas à l'uſage de ce moyen, & l'on auroit fini par les enlever toutes. M. de Gervilliers ne les laiſſoit ôter qu'à la dernière extrémité; mais en attendant, on les limoit, on les briſoit en détail. On lui propoſa dans une circonſtance d'en faire trépaner une dont il ſouffroit beaucoup. Il s'y oppoſa; l'opération n'eut pas lieu, & la dent a été conſervée.

Les ſecours que l'on apportoit à ſes maux ayant d'auſſi grands inconvéniens, M. de Gervilliers étoit déterminé à prendre patience & à ſouffrir. Ce fut alors qu'il eut connoiſſance des aimans de M. l'abbé Le Noble, & d'un imprimé dans lequel la méthode de s'en ſervir étoit expoſée. Cet imprimé preſcrivoit de poſer l'extrémité du barreau aimanté ſur la dent malade, & de ſe tourner du côté du nord. M. de Gervilliers ſe conforma exactement à ce procédé. La dent condamnée à ſubir l'opération du trépan, fut la première ſur laquelle il fit l'épreuve de l'aimant. Les attouchemens duroient ſix minutes; ils furent répétés cinq à ſix fois à des jours différens; chaque fois le ſoulagement fut complet, & depuis deux ans M. de Gervilliers ne ſouffre plus de cette dent: d'autres lui ont cauſé de la douleur, & c'eſt avec un égal ſuccès qu'il y a appliqué l'aimant.

M. de Gervilliers a fait quelques remarques intéreſſantes ſur la manière d'employer l'aimant dans les maux de dents. Le grand uſage qu'il en a fait, lui a appris qu'il étoit néceſſaire de ne poſer le fer que très-légèrement, en faiſant par exemple de la dent le ſimple appui du barreau aimanté, & de le garder quelquefois un peu plus de temps qu'il n'eſt indiqué dans l'imprimé de M. l'Abbé Le Noble. L'effet de l'aimant dans cette application, ajoute M. de Gervilliers, eſt remarquable; le mal quitte par gradation, & ſe termine à rien. Il le compare au bien-être qu'éprouveroit un homme chargé de différens poids dont on le délivreroit l'un après l'autre. Lorſque la première opération n'a pas réuſſi, il faut eſſayer, ſelon lui, de toucher la dent de pluſieurs côtés, & ſur le ſommet; il eſt auſſi fort bon de poſer l'extrémité du barreau d'acier ſur la partie qui ſe joint à la gencive; & lorſque la douleur eſt opiniâtre, il conſeille, d'après le ſuccès qu'il en a lui-même éprouvé, d'agiter légèrement la gencive & la dent tout ensemble. Nous avons extrait ces détails d'une lettre adressée par M. de Gervilliers à M. Macquer, qui nous l'a communiquée pour en faire, suivant le vœu de M. de Gervillier, tel usage que nous jugerions convenable pour le bien public.

Obs. VI. Un domestique avoit été tourmenté pendant plusieurs nuits d'un violent mal de dents, qui lui avoit occasionné de la fièvre depuis trois ou quatre jours. On lui conseilla, dans un de ses plus forts accès, d'appliquer sur la dent dont il souffroit, un barreau aimanté de M. l'abbé Le Noble. Une seule application, pendant à peu près un quart d'heure, dissipa entièrement la douleur. Ce calme procura du sommeil au malade. Pendant qu'il dormoit, on lui enleva des mains le barreau aimanté, sans qu'il s'en apperçût. A son réveil, il ne se rappeloit point qu'il eût eu un accès, & qu'il eût fait usage de l'aimant; il ne se souvint de ces différentes circonstances, que lorsqu'on les lui eut bien rappelées. Le mal de dents ne se renouvela point pendant dix-huit mois qu'il resta chez ses maîtres. Cette observation nous a été communiquée par Madame Dugage, dont le témoignage est d'un grand poids auprès des savans.

Fièvre ou Rhumatisme fixé au visage.

L'affection douloureuse de la face, suivant M. Fothergill, diffère en plusieurs points essentiels de la maladie appelée *fièvre* ou *rhumatisme fixé au visage*. Mais lorsqu'aux causes ordinaires de l'odontalgie se joint cette disposition fébrile ou rhumatismale, il résulte de cette réunion une affection très-douloureuse, qu'il est alors plus difficile de distinguer de la première. C'est à ce genre ou cette espèce de complication particulière, que nous croyons devoir rappeler l'observation (7) suivante, que M. Hecquet, doyen du collège de médecine d'Abbeville, a communiquée à la Société au mois d'août 1780.

Obs. VII. Un homme âgé de cinquante-huit ans, d'une assez bonne constitution, avoit perdu depuis deux ans l'usage de l'œil gauche, sans y avoir ressenti de douleurs, & par une extinction insensible. Vers la fin de février 1780, il fut attaqué d'un rhume de cerveau violent, qui se

(7) On trouve dans les auteurs quelques observations semblables, quoiqu'elles ne se rapportent pas absolument au même genre de maladie. *Rhumatismes sur les dents, à la tête*, M. Descemet, M. de la Condamine. *Douleurs rhumatismales des dents*, obs. 5, 14. *Douleurs rhumatismales d'oreille*, obs. 3, pag. 83, M. de Harsu. *Migraine rhumatique*, Ludwig, §. 10.

changea subitement en une jaunisse universelle. Elle se dissipa facilement en dix ou douze jours, à l'aide des apozêmes chicoracés usités en pareils cas. Le malade, pendant la convalescence, s'étant exposé imprudemment aux impressions de l'air froid, il fut attaqué subitement d'une inflammation à l'œil paralysé. Il n'y eut d'abord qu'une rougeur peu douloureuse répandue sur la conjonctive. Mais bientôt après la fièvre s'y joignit, & la douleur s'accrut de jour en jour. L'œil paralysé devint sensible aux impressions de la lumière sur l'œil sain, & la lui rendit insupportable.

Les saignées & la cure antiphlogistique ne purent arrêter les progrès de cette ophthalmie, qui s'accrut pendant plus d'un mois. La douleur causée par l'impression de la lumière sur l'œil sain, n'étoit pas la seule qui se joignît à cette inflammation. Vers le milieu de chaque nuit, le malade étoit éveillé par un larmoiement brûlant; & aussitôt une douleur vive s'emparoit de l'œil gauche, d'où, comme d'un foyer, elle se répandoit par élancemens dans les sinus frontaux, maxillaires, sphénoïdaux, & dans toute la moitié du péricrâne. Elle augmentoit de moment à autre, devenoit extrême vers l'aurore, puis se calmoit insensiblement.

La régularité de ce retour périodique, les urines sédimenteuses, un frisson qui revenoit tous les soirs, donnèrent lieu de croire que cette ophthalmie céderoit au quinquina. On en fit usage, mais sans succès. On jugea qu'un reste de pléthore s'y opposoit, & l'on revint aux saignées. Celles du pied & de la jugulaire furent pratiquées : on reprit ensuite l'usage du quinquina, qu'on donna à fortes doses sans rien gagner sur les douleurs nocturnes, qui revenoient toujours avec de nouveaux accroissemens. Il fallut recourir aux calmans, & en augmenter la dose jusqu'à trois grains d'extrait d'opium chaque nuit. On espéra de détourner ou diminuer l'humeur qui se portoit sur l'œil enflammé, par l'application des sangsues à la tempe, & d'un vésicatoire à la nuque, dont on se proposoit d'entretenir long-temps la suppuration. Ce fut encore en vain qu'on tenta ces moyens; les sangsues ne diminuèrent point l'inflammation; le vésicatoire suppura peu, attira des furoncles très-douloureux, & ne changea rien à l'état de l'œil.

Trois mois passés dans cet état de souffrances, de veilles, de fièvre lente, avoient épuisé le malade sans lui laisser entrevoir un meilleur sort. L'opium ne le soulageoit qu'à des doses fortes, qui le jetoient dans l'accablement, les langueurs & l'aversion pour les alimens. Ce fut alors qu'il eut connoissance de l'observation sur les effets de l'aimant, publiée par l'un de nous dans le premier volume des mémoires de la Société (Voyez ci-devant obs. I.). Il crut reconnoître une analogie marquée entre la maladie qui y est décrite & son état. Il s'empressa d'essayer l'application de l'aimant; mais il n'en reçut d'abord qu'un ſoulagement ſi peu marqué, qu'il douta s'il devoit l'attribuer à la vertu de l'aimant, ou à ſon imagination prévenue en faveur du remède. Ces eſſais ſe faiſoient avec des aimans foibles, tels que des pierres de douze à quinze lignes cubes. Mais s'étant procuré par la ſuite un aimant artificiel capable de ſoutenir trois livres & demie, il en éprouva un effet ſenſible dès la première application, & une grande diminution, ou pour mieux dire, une guériſon de ſa douleur dès la première nuit. Cette guériſon n'étoit cependant que palliative : il en fut convaincu dès la nuit ſuivante, par le retour de ſa douleur. Mais il retrouva dans l'aimant le même ſecours qu'il en avoit reçu la veille, & ce bon effet s'eſt ſoutenu depuis. Il avoit ſon aimant ſous le chevet de ſon lit ; & dès que ſes douleurs ſe faiſoient ſentir, il les réprimoit en le tenant appliqué durant quinze à vingt minutes ſur l'endroit où elles ſe portoient le plus vivement.

Il n'a jamais obſervé ce mouvement dans la peau qu'avoit éprouvé le malade de Rouen, ni cette action décidée de l'aimant qui lui donnoit la facilité de déplacer la douleur, & de la promener vers les différentes parties de la face. Il a même éprouvé quelquefois l'inſuffiſance de l'aimant dans les grandes douleurs : il eſt vrai qu'elles étoient alors extrêmes, & que deux ou trois grains d'extrait d'opium ne lui donnoient que quelques momens de calme. Ces différences dans les effets de l'aimant dépendent-elles, comme M. Hecquet le préſume, de la force différente des pièces qu'on emploie ? & n'auroit-on pas lieu plutôt de les attribuer au caractère différent de la maladie ?

Il ſeroit bien à déſirer, ajoute ce médecin recommandable, que la vertu ſédative de l'aimant, en influant ſur les cauſes mêmes de la douleur, pût en prévenir les retours. Il penſe que s'il eſt permis de l'eſpérer, ce ne peut être que d'un aimant d'une force ſupérieure ; car, après un mois d'épreuves renouvelées preſque chaque jour, le malade qui fait le ſujet de cette obſervation, n'en a obtenu qu'une palliation qui a laiſſé ſubſiſter le fonds de la douleur. Mais, plus heureux que le malade de Rouen, il eſt parvenu à s'en délivrer, en ſe faiſant ôter deux racines de dents cariées de la mâchoire ſupérieure du côté de l'œil enflammé. A peine fut-il délivré de la première, qu'il ſentit une diminution ſubite de la douleur de l'œil, & un changement total dans la manière dont elle s'élançoit aux environs. Il fit ôter la ſeconde racine dix ou douze jours après ; auſſi tôt les douleurs nocturnes ceſſèrent ; & depuis ce jour, la rougeur & l'inflammation de l'œil ſe ſont diſſipées aſſez promptement.

Douleurs rhumatiſmales en différentes parties du corps (8).

OBS. VIII. M. de Boynes, ancien Miniſtre de la marine, fut attaqué pendant l'été de 1778, d'une douleur conſidérable dans le bras gauche, qui commençoit à la nuque du cou, & après avoir occupé toute l'omoplate, s'étendoit le long du bras juſques auprès du poignet. Cette douleur diminuoit pendant la nuit, mais elle augmentoit conſidérablement pendant la journée, & redoubloit par accès au point de devenir inſupportable. Dans l'inſtant de ces redoublemens, elle ne laiſſoit à M. de Boynes la liberté ni de ſe raſer lui-même, ni de ſe faire raſer : tous les nerfs de la face du côté affecté s'irritoient au plus léger attouchement, & devenoient d'une ſenſibilité exceſſive.

Plus de deux mois s'étoient écoulés dans cet état fâcheux, lorſque M. de Boynes réſolut de faire uſage des aimans. Les pièces que M. l'abbé Le Noble lui remit étoient au nombre de quatre; ſavoir, une plaque aimantée pour la nuque, une autre pour la région de la poitrine, & deux bracelets pour être appliqués au bras douloureux. Les deux premières pièces furent placées convenablement. Des deux bracelets, l'un fut mis au bras, l'autre à l'avant-bras. Peu de temps après leur application, les douleurs parurent ſe calmer; mais bientôt elles ſe reveillèrent, & ſe fixèrent à l'articulation du coude, où elles ſe firent ſentir avec vivacité, & d'une manière plus aiguë qu'elle ne l'avoient fait précédemment. M. de Boynes fut ſur le point de quitter les aimans dont il n'éprouvoit que de fâcheux effets. Cependant le changement ſurvenu dans les douleurs annonçant qu'ils avoient ſur

(8) Pluſieurs auteurs, M. de Harſu particulièrement, ont rapporté un grand nombre d'exemples de l'uſage de l'aimant contre les rhumatiſmes. Voyez ouvrage de M. de Harſu, *rhumatiſme au bras*, obſ. 14, pag. 104. *Douleurs rhumatiques vagues en différentes parties du corps*, obſ. 10, pag. 100; 15, pag. 105; 16, pag. 106. *Rhumatiſmes goutteux, laiteux à la ſuite de couches*, obſ. 4, pag. 85; 26, pag. 125; obſ. pag. 227; 3e. obſ. de M. *Filliet*, pag. 158. Conſultez encore les obſervations de M. *Deſcemet*; l'obſerv. de la *Gazette littéraire de Berlin*, 1769; la lettre du *Praticien de Bordeaux*; la thèſe de M. *Ludwig*.

On peut rapporter à cet article ce que les anciens ont dit de la vertu de l'aimant contre la goutte, les douleurs des membres, des articulations, les douleurs des pieds. Voyez *Aëtius*, *Alexandre de Tralles*, *Hali Abbas*, & les auteurs qui, à la renaiſſance des lettres, en ont rapporté les citations. Voyez encore ce que nous avons dit des emplâtres de *Paracelſe*, de *Schroder*, contre la goutte; l'obſervation de *Lube*, rapportée par M. *Klarich*. On peut conſulter auſſi la thèſe de M. *Ludwig*, la lettre du *Praticien de Bordeaux*; M. *de Harſu*, pag. 52 & 77; & obſ. 1, pag. 79; 26, pag. 125; l'anonyme de la *Gazet. ſalut.* 1766, n°. 2.

la cauſe qui les occaſionnoit une action marquée, on préſuma que l'effet déſavantageux qui réſultoit de leur application, pouvoit dépendre de quelque condition eſſentielle omiſe dans leur application, & M. l'abbé Le Noble fut conſulté.

Les deux bracelets, d'après ſon avis, furent placés au bras; & de l'inſtant où l'articulation du coude ne ſe trouva plus compriſe entre les deux pièces aimantées, les douleurs diſparurent.

Le calme à cette époque fut complet, & dura pluſieurs jours. M. de Boynes ſe félicitoit de ſon état, lorſqu'un matin il fut éveillé par les mêmes douleurs qu'il avoit reſſenties au coude. Sa confiance dans les aimans étoit ébranlée; mais ayant porté la main vers les garnitures, il reconnut que l'inférieure s'étant relâchée pendant la nuit, avoit deſcendu au-delà du coude, & s'étoit fixée ſur l'avant-bras. Elle ne fut pas plutôt remiſe en place, que les douleurs s'évanouirent de nouveau.

Depuis ce moment, elles ne ſe firent point ſentir juſqu'à ce qu'après une quinzaine de jours que le nouveau calme avoit duré, M. de Boynes croyant en être délivré, penſa qu'il pouvoit quitter les aimans. Les plaques aimantées étant retirées, les douleurs revinrent; mais une application des mêmes plaques les fit ceſſer à l'inſtant. Après cette nouvelle épreuve, M. de Boynes ſe détermina à les garder environ ſix ſemaines; & il ne les a quittées, étant parfaitement guéri, que ſucceſſivement les unes après les autres, ayant même toujours conſervé, par l'avis de M. l'abbé Le Noble, une plaque aimantée qu'il porte ſur le creux de l'eſtomac.

On remarqua que les plaques attiroient une petite ſéroſité à l'endroit où elles poſoient à nu ſur la peau. Cette ſéroſité étoit de couleur rouſſâtre; ce qui ne provenoit que du contact de l'acier qui ſe chargeoit d'un peu de rouille, quelque attention qu'on eût de faire eſſuyer les plaques le ſoir & le matin.

Quelque temps après l'entière diſparition des douleurs de rhumatiſme, M. de Boynes éprouva, dans la région des voies urinaires, quelques accidens particuliers. On crut d'abord, vu ſur-tout la propenſion reconnue dans l'humeur rhumatiſmale à ſe porter vers ces organes, devoir les attribuer à cette humeur refoulée à l'intérieur; & l'on préſuma que l'application des aimans pouvoit avoir contribué à ce déplacement, en déterminant une métaſtaſe. La veſſie parut en être le ſiège. M. de Boynes y éprouva, à diverſes repriſes, différentes affections. Lorſqu'elles avoient lieu, les urines excitoient en ſortant beaucoup de chaleur, & chaque fois alors elles ne couloient qu'en petite quantité. Elles changeoient ſouvent auſſi de nature. Elles devenoient en certains temps rouges, enflammées, quelquefois noirâtres.

râtres. Une douleur conſtante, avec pointillement & démangeaiſon, ſe faiſoit ſentir vers le gland. On étoit alors bien éloigné d'attribuer ces accidens à la préſence d'une pierre dans la veſſie. Les ſignes les plus eſſentiels de cet état ne ſe faiſoient point remarquer. On n'avoit point obſervé que les urines euſſent jamais été ſanguinolentes, & M. de Boynes n'avoit en aucun temps ſenti de peſanteur au périnée. Mais ſon état ayant été dernièrement examiné avec ſoin, on a découvert dans la veſſie, à l'aide de la ſonde, la préſence d'un corps étranger; & l'opération ayant été faite avec ſuccès, on en a extrait une pierre d'un volume conſidérable, qui ſembloit y avoir été comme enchatonnée & fixée. Eſt-ce à cette cauſe qu'on doit rapporter uniquement les nouveaux accidens ſurvenus après l'application des aimans, & peut-on encore préſumer que l'humeur rhumatiſmale ait contribué en quelque choſe à leur production ?

Obs. IX. Madame Dupré de Saint-Maur, demeurant alors rue Michel-le-Comte au Marais, s'étant expoſée long-temps au ſerein, ſur la fin d'une belle journée, au mois de ſeptembre 1780, fut attaquée d'une ſciatique aſſez douloureuſe, dont elle ſouffrit conſtamment pendant huit jours. M. l'abbé Le Noble lui ayant apporté une ceinture compoſée de plaques aimantées, qu'il lui conſeilla de poſer ſur ſes reins, Mᵉ. Dupré de Saint-Maur remarqua que les plaques ſe collèrent à la peau du côté de la douleur, & y excitèrent une tranſpiration abondante, dont il réſulta pour elle, dès le lendemain matin, un grand ſoulagement. Les plaques du côté oppoſé dont elle ne ſouffroit pas ne s'étoient point attachées, & n'avoient point produit de tranſpiration. La douleur de ſciatique fut promptement diſſipée.

Nous obſerverons qu'à cette époque Mᵉ. Dupré de Saint-Maur faiſoit uſage, depuis plus d'une année, des aimans de M. l'abbé Le Noble, dont elle portoit une plaque aimantée ſur la région de la poitrine, pour une indiſpoſition dont nous aurons bientôt occaſion de parler.

Obs. X. Madame Dugage avoit fait uſage des plaques aimantées de M. l'abbé Le Noble, pour des douleurs de rhumatiſme errantes, ſans en avoir éprouvé aucun ſoulagement, quoiqu'elle les eût portées pendant trois mois. Deux ans après, les douleurs ſe fixèrent à la région de l'eſtomac, & lui firent éprouver la ſenſation d'un clou qui l'auroit tranſpercée. M. l'abbé Le Noble s'étant trouvé à cette époque avec Mᵉ. Dugage, il l'engagea à faire uſage d'une plaque que l'on plaça ſur la région douloureuſe : une autre pièce fut appliquée ſous la plante des pieds. Celle-ci ne parut produire aucun effet dans le moment de l'application;

mais une minute après l'application de la première, Me. Dugage ressentit une espèce de fourmillement intérieur, comme si les humeurs se fussent portées à la peau. La transpiration s'établit; en même temps il se fit un mouvement marqué dans les entrailles, qui fut suivi d'un pressant besoin d'aller à la garde-robe. On doit observer qu'à cette époque la peau avoit été constamment sèche, & la constipation opiniâtre. Madame Dugage eut trois évacuations qui se succédèrent à un quart d'heure d'intervalle.

Pendant cet usage de l'aimant, Me. Dugage éprouvoit souvent la nuit un retour de ses douleurs. La plaque se trouvoit alors dérangée de sa situation : en la replaçant, la douleur disparoissoit. Quand les douleurs changeoient de place, il suffisoit de porter la plaque sur la partie souffrante, pour les faire cesser à l'instant.

Cet essai de l'aimant n'eut que quinze jours de durée : l'application d'un grand nombre d'emplâtres, de cataplasmes, qu'un autre mal très-grave rendit nécessaires, ne permit pas d'en continuer l'usage. Les plaques se trouvoient toujours rouillées, & la peau qui s'étoit entamée en rendoit le contact douloureux.

Convaincue, par ce qu'elle en avoit éprouvé, de l'efficacité de l'aimant, Me. Dugage en fit un nouvel essai qui la confirma dans son opinion. Une personne de sa connoissance, qui avoit été témoin des bons effets qu'elle en avoit ressentis, & qui n'y ajoutoit aucune foi, souffroit depuis plusieurs jours d'un violent mal de tête, qui s'étendoit jusqu'à l'œil. Un soir que cette personne vint la voir souffrant de la sorte, elle lui fit appliquer sur la partie douloureuse une plaque aimantée, qu'on fixa avec une bande. En conversant, la douleur s'affoiblit & se dissipa entièrement. On enleva la plaque; le mal ne revint pas; le lendemain & les jours suivans le malade ne s'en plaignit plus.

Douleurs nerveuses à la région des reins (9).

OBS. XI. Madame Dupré de Saint-Maur, dont nous avons parlé obs. 9,

(9) Rétention d'urine depuis trois jours dans une femme hystérique, guérie par l'application de l'aimant *Heinsius*, 6e *observat* Voyez aussi, *observat.* 1re. où l'auteur rapporte que des plaques aimantées, appliquées à une jeune fille attaquée depuis long temps d'épilepsie, firent cesser une rétention d'urine. Dans la malade dont M. *Mesmer* rapporte la guérison, *Lettre à M. Unzer*, les accidens hystériques se manifestoient souvent par des rétentions d'urine. Dans l'observat. de M. *Unzer*, l'aimant rétablit le cours des urines que, dans ses attaques précédentes, la malade ne rendoit qu'en petite quantité à peine une seule fois en vingt-quatre heures. L'observation 24 de M. *de Harsu*, page 120, offre le même exemple. L'humeur qui agaçoit les nerfs excitoit quelquefois des irrita-

étoit, au commencement de l'année 1779, tourmentée depuis long-temps d'une affection des voies urinaires. Le siège du mal paroissoit être spécialement dans le rein gauche. Les urines, assez constamment bourbeuses, charioient des glaires avec plus ou moins d'abondance; leur sortie étoit suivie d'une impression de chaleur & d'ardeurs incommodes. Des douleurs vives survenoient par intervalles, & se reproduisoient par accès, sous la forme de coliques néphrétiques, avec tous les symptômes qui caractérisent ce genre d'affections. Ces douleurs, que la malade, pour nous servir de ses expressions, conduisoit par le sentiment comme elle auroit pu faire de l'œil, se faisoient sentir dans le trajet de l'uretère. Un sentiment de stupeur douloureuse s'étendoit jusqu'à la cuisse du côté du rein affecté. Plusieurs fois le spasme s'étoit communiqué à l'estomac, & l'accès avoit été accompagné de vomissemens. On n'avoit jamais remarqué dans les urines aucuns signes de pierre, ni des traces de graviers.

L'estomac étoit en même temps très-affoibli. Cette dernière indisposition s'étoit annoncée sur-tout depuis long-temps. Elle avoit plutôt précédé que suivi l'affection des reins. Elle avoit toujours fait de grands progrès, & s'étoit accrue au point que madame Dupré de Saint-Maur avoit pour tous les alimens, même pour le pain, sinon un dégoût marqué, au moins une forte d'indifférence.

C'étoit au mauvais état de son estomac que madame Dupré attribuoit les accidens qu'elle éprouvoit dans les voies urinaires; elle étoit persuadée que la nature glaireuse des urines & l'embarras du rein, étoient une suite des mauvaises digestions.

Le médecin célèbre qui jouissoit de sa confiance, regardoit au contraire l'affection du rein comme la maladie essentielle, dont il faisoit dépendre l'affoiblissement de l'estomac & le dérangement observé dans ses fonctions. Madame Dupré de Saint-Maur souscrivit à son opinion, & subit pendant un long espace de temps le traitement qui lui fut prescrit. Il consista dans un long usage des bains d'eau tiède, & de boissons délayantes. Ces moyens n'eurent que des effets contraires; l'affection des reins persista au même degré, & l'affoiblissement que

tions de la vessie. L'usage des plaques aimantées & de la boisson d'eau magnétisée dissipa tous les accidens. La dame qui fait le sujet de l'observation de M. *Missa*, éprouvoit, outre les accidens hystériques & convulsifs dont elle étoit attaquée, de fréquentes incontinences d'urine, que l'usage de l'aimant suspendit comme par enchantement; de sorte, ajoute M. *Missa*, qu'elle put aller & rester dans les sociétés comme avant l'invasion de ses maux, avantage dont elle étoit privée depuis plusieurs années. Cette observation a de grands rapports avec celle de M[e]. Dupré de Saint-Maur. Les forces digestives étoient très-affoiblies.

l'estomac avoit d'abord éprouvé seul, devint bientôt général, & fut porté à un point extrême.

Le peu d'avantages que madame Dupré avoit retiré d'un traitement dirigé suivant des vues opposées à l'opinion qu'elle s'étoit formée de la nature de son indisposition, lui fit naître le desir d'essayer de la combattre par des moyens conformes à ses idées particulières. Connoissant la propriété de l'aimant pour rétablir les digestions, lorsque l'affoiblissement de l'estomac dépend d'une disposition particulière du genre nerveux, elle résolut d'en faire usage. M. l'Abbé Le Noble lui remit une croix magnétique & une plaque aimantée pour être placée sur la région du rein.

Peu de temps après l'application de ces pièces, madame Dupré de Saint-Maur éprouva un bien-être réel qui s'annonça par un sentiment agréable de relâchement & d'expansion vers le diaphragme. L'appétit commença à renaître. En même temps les urines reprirent un cours plus libre. Leur couleur se rapprocha par degrés de l'état naturel : elles occasionnoient aussi moins de cuisson en sortant. Ce rétablissement des voies urinaires se fit assez rapidement ; il s'opéra concurrement avec celui de l'estomac & des digestions. Les accidens s'affoiblirent chaque jour de plus en plus ; & la guérison parut, sinon confirmée, au moins complète après un court espace de temps.

Madame Dupré de Saint-Maur avoit éprouvé plusieurs fois, dans le cours de son indisposition, de pareils intervalles de calme & de tranquillité. Le temps seul devoit donc l'éclairer sur son état & confirmer sa guérison. Quoique dans ces intervalles de calme les urines n'eussent jamais eu un aussi libre écoulement, ces apparences flatteuses pouvoient être d'une courte durée & nous induire en erreur. Madame Dupré de Saint-Maur s'imposa l'obligation de nous instruire, en différens temps, de ce qu'elle auroit éprouvé, & se fit un devoir de seconder des recherches qui lui paroissoient avoir pour objet la vérité & l'utilité publique.

Le 8 mai 1780, elle nous apprit que depuis qu'elle nous avoit rendu compte de son état, il ne lui étoit arrivé que deux fois de rendre des glaires, & chaque fois en petite quantité. Il y avoit alors près d'un an qu'elle faisoit usage des aimans. Les douleurs du rein & les cuissons que les urines occasionnoient en sortant, étoient entièrement dissipées. Depuis ce temps elle n'avoit plus été assujettie, comme dans le cours de son indisposition, à la gêne de porter dans sa voiture un vase pour uriner, dont elle étoit obligée de se servir plusieurs fois lorsqu'elle alloit dans des quartiers éloignés de son hôtel, comme dans le centre du fauxbourg Saint-Germain. Les urines avoient repris leur cours & leur couleur naturelle. Madame Dupré assuroit qu'elle n'avoit jamais éprouvé un intervalle aussi long de calme & de repos, ni ressenti un bien-être aussi constant, aussi marqué.

L'estomac avoit toujours conservé les forces qu'il avoit acquises. Les fonctions cependant en avoient été un peu dérangées depuis une époque assez récente, que madame Dupré avoit éprouvé des inquiétudes & des chagrins. Le cours des urines n'avoit souffert en rien de cette altération. L'appétit commençoit alors à renaître. Les plaques aimantées avoient été renouvelées.

Le 16 septembre, madame Dupré nous annonça, par une lettre qu'elle me fit l'honneur de m'écrire, que depuis le compte qu'elle nous avoit rendu au mois de mai, ses urines s'étoient bien perfectionnées; qu'elles sortoient plus librement & en plus grande abondance. Le 5 février 1781, nous ayant priés de passer à son hôtel, elle nous apprit que le bien-être qu'elle avoit éprouvé depuis l'application des aimans, se soutenoit constamment; qu'elle pouvoit aller dîner au fauxbourg Saint-Germain, faire quelques visites dans la soirée, & revenir chez elle rue Michel-le-Comte, sans avoir éprouvé le besoin de rendre ses urines. Elles sortoient à plein canal, sans exciter aucune impression extraordinaire. Elles avoient cessé entièrement de charier des glaires. Madame Dupré continuoit de faire usage de l'aimant; mais elle s'étoit restreinte à porter la croix magnétique.

Le samedi 28 juillet, elle nous confirma l'assurance de son entière guérison. Elle n'éprouvoit plus aucun dérangement dans les voies urinaires. Elle nous fit part en même temps d'un changement qu'elle avoit remarqué dans sa manière d'être depuis l'usage des aimans. Elle avoit été toujours sujette à une constipation opiniâtre. Un remède suffisoit rarement seul pour opérer le dégorgement des intestins. Depuis environ dix-huit mois, elle n'avoit plus eu besoin d'en prendre pour se procurer la liberté du ventre; cette fonction se faisoit chaque jour naturellement. M^e^. Dupré de Saint-Maur jouit maintenant de la santé la plus parfaite, & continue de faire usage de l'aimant, dont elle porte une plaque sur la région du cœur.

Douleurs nerveuses à la tête (10).

OBS. XII. Mlle R...., pensionnaire au couvent de Trainel, étoit sujette depuis dix-huit ans à des maux de nerfs qui se renouveloient

(10) Voyez à ce sujet, 1°. *Marcel l'Empirique* & les auteurs qui, à la renaissance des lettres, ont parlé d'après lui de l'usage de l'aimant dans les maux de tête ou la céphalalgie. 2°. *Crollius*, dont l'emplâtre styptique étoit vanté contre l'enflure de la tête. 3°. Les observations suivantes; obs. du *Laboureur de*

très-fréquemment par accès. Lorſqu'ils avoient lieu, elle reſſentoit dans le corps & dans les membres des douleurs conſidérables, accompagnées quelquefois de treſſaillemens. Elle éprouvoit en même temps les maux de tête les plus cruels.

Mlle R.... en avoit ſur-tout eſſuyé de très-violens dans une attaque qu'elle avoit eue ſix ans auparavant. Elle fut alors ſaignée & purgée pluſieurs fois. On lui conſeilla les bains dont elle avoit déja fait uſage avec peu de ſuccès. Ces différens ſecours ne lui procurèrent pas un grand ſoulagement. Les douleurs ſe renouvelèrent comme elles avoient fait précédemment, avec le même degré de vivacité. Au mois de décembre 1778, Mlle R.... en éprouva ſur-tout de très-conſidérables; elles étoient accompagnées de maux de tête inſupportables, de roideur & de tremblement dans les membres. La violence de cet accès l'obligea de s'aliter au commencement de janvier; & il y eut pluſieurs jours où elle ne pouvoit pas ſe tenir aſſiſe dans ſon lit le temps néceſſaire pour prendre quelque nourriture. Depuis le 2 juſqu'au 10 février, elle ne ſe leva que tous les deux jours, & ne reſtoit levée que trois ou quatre heures au plus chaque jour.

Ce fut à cette époque de ſa maladie qu'elle fit uſage des aimans de M. l'abbé Le Noble. Depuis l'inſtant de leur application juſqu'au 26 du même mois, quoiqu'elle eût encore eu des jours de ſouffrances, elle s'étoit trouvée beaucoup mieux, & s'étoit levée tous les jours. Depuis le 26, elle n'éprouva plus que très-rarement quelques douleurs courtes & paſſagères. Le 28, elle commença à ſortir, & continua les jours ſuivans ſans en reſſentir aucune incommodité. Mlle R.... n'avoit pris aucun remède pendant ce dernier accès. L'état de calme ſurvenu après l'application des aimans, s'eſt ſoutenu conſtamment depuis; M. Geoffroy, notre confrère, a eu pluſieurs fois occaſion de s'en aſſurer.

Obs. XIII. M. Gerbier, célèbre avocat de cette capitale, étoit tourmenté de violens maux de nerfs depuis ſept à huit ans. D'immenſes travaux avoient altéré ſa conſtitution & tellement affoibli ſa ſanté, que le baromètre le plus parfait n'éprouvoit pas plus ſenſible-

Damils; 3e. obſ. de M. *Weber;* les obſ. 6, pag. 90; & 14, pag. 104 de M. *de Harſu*, dont les malades ont été délivrés de maux de tête par l'application de l'aimant. 4°. La thèſe de M. *Ludwig*, §. 10; les obſervat. du *Praticien de Bordeaux* ou de l'anonyme de la *Gazette ſalutaire*, 1766, n°. 2, qui propoſent l'uſage de l'aimant dans les maux de tête & migraines idiopathiques, dans les céphalalgies rhumatiſmales ou nerveuſes. 5°. L'avis inſéré par le *Père Hell* dans la *Gazette de Schaffouſe*, où il annonce des pièces aimantées en forme d'oreilles, qui ſont d'un merveilleux ſecours dans certains maux de tête.

ment que lui l'influence de l'air. La plus légère variation dans le temps diſtendoit ſes nerfs & l'affectoit d'une manière plus ou moins douloureuſe, mais toujours très-ſenſiblement. Ayant fait uſage, vers la fin de l'année 1779, des aimans de M. l'abbé le Noble, il ne tarda pas à en éprouver un ſoulagement marqué, dont il s'eſt fait un devoir de rendre compte au public. Le 20 janvier 1780, M. Gerbier annonça, par une lettre inſérée dans la *Gazette de Santé*, n°. 9, que, malgré les variations continuelles que l'on éprouvoit depuis un mois, malgré les plaidoieries & un travail extraordinaire, il ne ſentoit plus ſes nerfs, & qu'il n'éprouvoit plus ces douleurs dont il avoit ſouffert ſi ſouvent à la tête, au cou & dans preſque tout le corps. Cet état de calme s'eſt ſoutenu conſtamment depuis cette époque, M. Gerbier ayant continué de porter les aimans qu'il n'a pas encore quittés.

OBS. XIV. La D[lle] Jeanne Martinot, femme-de-chambre au ſervice de Miladi Nugent, étoit attaquée depuis dix-huit ans de maux de tête ſi violens, qu'ils lui étoient devenus abſolument inſupportables par les treſſaillemens & les douleurs qu'ils lui faiſoient éprouver. Les accès étoient accompagnés tantôt d'une chaleur conſidérable, tantôt d'un ſentiment de froid qui la glaçoit intérieurement. Après avoir fait inutilement un grand nombre de remèdes, elle eut recours, vers la fin de l'année 1778, à M. l'abbé le Noble, qui lui fit appliquer ſur la tête une couronne formée de petites plaques d'acier aimanté. Le 30 avril 1779, la malade déclara, par un écrit muni de ſa ſignature & de celle de Miladi Nugent, qui crut devoir atteſter ainſi la vérité de ce qui y étoit contenu, qu'elle ſe trouvoit radicalement guérie. Il y avoit alors environ ſix mois qu'elle avoit commencé à porter les aimans; & depuis cette époque, elle n'avoit éprouvé que quelques légères douleurs.

Le 13 juillet de l'année dernière (1781), Miladi Nugent nous mandoit, par une lettre écrite du couvent des dames Urſulines de Poiſſy, où elle fait ſa réſidence, que depuis le mois de mai de l'année 1779, la D[lle] Martinot avoit continué de jouir du même ſoulagement. Il lui étoit arrivé pluſieurs fois de reſſentir des maux de tête ordinaires, auxquels elle eſt naturellement ſujette; mais elle ne les confondoit pas avec ſes douleurs de nerfs dont elle ſavoit bien les diſtinguer. La circonſtance ſuivante en offre la preuve.

Vers la fin de l'été 1780, elle ſentit une douleur vive & tout-à-fait ſemblable à ſes anciens maux de tête. Comme il n'y avoit pas ſix mois qu'elle portoit ſon bandeau d'aimant, elle ne penſoit pas encore à en changer. Mais Miladi, ayant préſumé que la tranſpiration avoit affoibli ſa vertu, l'engagea à en mettre un neuf; & dans l'inſtant le mal ſe diſſipa comme ſi on l'eût enlevé avec la main. Miladi offroit, dans ſa lettre, de certifier ce fait, ainſi que toutes les autres circonſtances de cette obſervation qu'elle a, dit-elle, toujours ſuivie de près. Elle annonçoit de plus que Mlle Martinot continuoit, à cette époque, de faire uſage du bandeau, dont il y avoit alors deux ans & huit mois qu'elle éprouvoit la vertu (11).

Affections ſpaſmodiques de l'eſtomac (12).

Obs. XV. L'épouſe du ſieur Leduc, doreur, demeurant rue Bourg-l'Abbé, âgée d'environ 36 ans, d'une conſtitution délicate, & née d'une mère ſujette à l'une des plus graves maladies de nerfs, éprouvoit depuis long-temps des maux d'eſtomac continuels. Les digeſtions étoient lentes & difficiles. La plus légère quantité d'alimens, même

(11) On trouve dans les auteurs, des obſervations de pluſieurs autres eſpèces ou genres d'affections douloureuſes traitées par l'aimant, que celles dans leſquelles nous avons eu occaſion de l'employer.

Douleur de gorge avec violent reſſerrement, ſurvenu dans deux femmes à la ſuite d'une diarrhée. *Heinſius, obſ. 3 & 4.* Douleur vive & ſubite au bas des reins. *M. de Harſu, obſ. 25, pag. 123.* Douleurs au bras, depuis les doigts juſqu'à l'épaule, avec tumeur. *Ibid. obſ. 20, pag. 111.* Douleur violente à l'extrémité ſternale de la clavicule droite, diſſipée par l'application d'une croix aimantée ſur la partie douloureuſe. *M. Deſcemet, obſerv.* Douleur dans la cuiſſe & la jambe, occaſionnée par une tumeur des grandes lèvres. *Ibidem.* Sentiment de chaleur exceſſive aux pieds, avec inſomnie. *M. Coſnier, obſervat.* Douleurs des plaies & du dos; douleurs des nerfs coupés ou contus. *Crollius, Emplâtre ſtyptique.* Voyez auſſi ce que nous avons dit de l'*aimant blanc.* Douleur violente à un doigt, à la ſuite d'une inflammation. *M. Geſner, obſervat.* Douleurs des yeux avec fluxion, inflammation, ophthalmie. *Obſervat. de MM. Weber, Bauer, de la Condamine, du Père Hell.* Maux d'oreille, otalgie. *M. Meſmer,* lettre à M. Unzer. *Anonyme de la Gazet. ſalut.* 1766, n°. 2. Uſage de l'aimant propoſé dans les points de côté. *M. Miſſa.*

(12) *Annonce du Père Hell dans la Gazet. de Schaffouſe*, uſage qu'on a fait en France & en Angleterre de la croix magnétique contre les crampes d'eſtomac. — *Ibid. & obſ. 17, pag. 107 de M. de Harſu.* Pluſieurs exemples de crampes d'eſtomac diſſipées par l'application de l'aimant, notamment ſur la femme Cramer. — *Lettre de M. Meſmer à M. Unzer.* Dans l'obſervation qui y eſt citée, les accès étoient quelquefois accompagnés de vomiſſemens opiniâtres. — *Obſ. 10, pag. 101; 24, pag. 121 de M. de Harſu.* Le principe du mal, en ſe portant ſur l'eſtomac, occaſionnoit des vomiſſemens pénibles & de fortes coliques. — *Obſerv. de M. Miſſa.* La malade éprouvoit entre autres accidens des plus graves qui caractériſent les maux de nerfs, le défaut d'appétit, des digeſtions lentes & laborieuſes. — *Obſ. de M. Deſcemet.* Uſage de l'aimant ſur la région de l'eſtomac ou mis infuſer dans un bouillon, dans les indigeſtions produites par l'éréthiſme & pour calmer les douleurs de l'eſtomac. — *M. Meſmer, lettre ſur la cure magnétique.* Procédé particulier pour l'application de l'aimant dans les coliques, les crampes d'eſtomac & les vomiſſemens.

choiſis

choisis & pris au dîner, surchargeoit l'estomac qui ne s'en délivroit que fort tard. Depuis qu'elle a fait usage de la croix magnétique, les forces digestives se sont rétablies, & maintenant l'estomac fait bien ses fonctions. Deux ou trois jours après l'application de l'aimant, cette dame fut abondamment purgée, & continua de l'être pendant trois ou quatre jours.

Obs. XVI. Une dame d'Evreux, accablée de maux de nerfs, étoit réduite au point de ne pouvoir plus manger, qu'elle ne vomît tous les alimens qu'elle avoit pris. Pendant son séjour à Paris en 1778, on lui conseilla de faire usage d'une des croix magnétiques de M. l'abbé le Noble. Elle en ressentit beaucoup plus de soulagement que de tous les remèdes qu'on lui avoit prescrits jusqu'à cette époque. Au bout de six mois, elle n'éprouvoit presque plus aucuns accidens. Ce fait a été attesté & communiqué à M. l'abbé le Noble par des personnes dignes de foi, amies de la malade, & demeurant dans la même ville.

Crampes nerveuses de la poitrine (13).

Obs. XVII. Une demoiselle âgée de 32 à 33 ans, célibataire par raison, mais d'un tempérament ardent, consulta M. Nicolas, correspondant de la Société royale de Médecine à Grenoble. Depuis long-temps elle éprouvoit des contractions nerveuses dans toutes les parties du corps, sur-tout dans la poitrine, dont le mouvement étoit convulsif dans les accès, & se faisoit avec sifflement. Ces accidens étoient accompagnés de contorsions dans les bras, dans les jambes, d'une roideur singulière du tronc & du grincement des dents. Les bains qu'elle prenoit depuis long-temps lui procuroient quelques mois de calme. La diète blanche lui avoit été prescrite; & elle suivoit un régime de vie humectant, tel qu'on le recommande ordinairement en pareil cas.

Au commencement de janvier 1778, il survint un violent accès. M. Nicolas ordonna un bain de glace. La malade le supporta pendant une demi-heure. Il produisit un léger effet. Elle en prit trois en huit jours. L'effet fut à peu près le même. Enfin, pour calmer les crampes de la poitrine qui persistoient, on eut recours à l'aimant. M. Nicolas s'en étant procuré un qui pouvoit soutenir un poids de trente-six livres,

(13) *M. Mesmer*, observation rapportée dans sa lettre à M. Unzer. — *M. de Harsu, obs. 10, pag. 101; 11, pag. 102; 24, pag. 120.* Les accidens se manifestoient par des symptômes particuliers à la poitrine, tels que des suffocations, de l'oppression. — *M. Descemet.* Usage de l'aimant dans la difficulté de respirer & dans l'asthme.

& un autre beaucoup plus foible fait en fer à cheval & d'une ſeule lame, il appliqua celui-ci ſur l'eſtomac de la malade, & le premier fut appuyé contre le pied droit, parce qu'on s'étoit apperçu que l'hémiſphère droit étoit le plus affecté. Elle ſentit dans le moment le courant magnétique. La crampe de la poitrine ceſſa au bout d'un quart-d'heure, & la malade éprouva la plus grande tranquillité. Le lendemain l'application des aimans fut répétée avec le même ſuccès. Depuis ce moment juſqu'au 10 juin ſuivant, la malade n'éprouva plus de ces violens accès de vapeurs dont elle avoit été juſqu'alors tourmentée.

Obs. XVIII. Un garçon imprimeur, d'un tempérament ſec & d'une conſtitution grêle & élancée, éprouvoit depuis pluſieurs années des contractions nerveuſes dans la poitrine & dans les bras. M. Nicolas lui fit porter des plaques d'acier aimanté dans chaque ſoulier. Il lui fit faire auſſi d'autres plaques en berceau, longues de deux pouces & demi pour chaque bras. Cet homme ſe trouva bien de leur uſage, & il put travailler ſans reſſentir aucune incommodité.

Obs. XIX. Un homme de la plus forte complexion, mais aſthmatique, éprouvoit des crampes ou contractions nerveuſes dans la poitrine lors de ſes accès. M. Nicolas lui fit porter une plaque aimantée au pied droit, & une autre en fer à cheval ſur la poitrine. Il oublia un ſoir de mettre la première, & n'appliqua que le fer. Il ſe réveilla en ſurſaut au milieu de la nuit, & aſſura que jamais il n'avoit éprouvé une pareille palpitation.

Ces trois obſervations ont été communiquées par M. Nicolas à la Société, au mois de juin 1778.

Crampes ou contractions nerveuſes des extrémités (14).

Obs. XX. Mlle Ragondé, demeurant rue des Foſſés Montmartre,

(14) *Obſervat de M. Unzer.* Exemple d'un état de contraction & de crampes dans les différentes parties du corps. *Obſerv. de M. Deiman.* Rétraction ſpaſmodique de la jambe, avec atrophie. *Journal de M. Geſner* & *Thèſe de M. Ludwig*, §. 10. Douleur affreuſe du doigt, avec roideur & contracture. *Lett. de M. Meſmer à M. Unzer.* La malade étoit ſujette à de violentes crampes dans toutes les parties du corps. *M. de Harſu*, *obſ.* 1, *pag.* 81; 28, *pag.* 126; & *obſ. pag.* 267. Uſage des bagues ou viroles d'acier aimanté contre la flexion ſpaſmodique des doigts. *Obſ.* 17, *pag.* 107. Différens exemples de l'uſage de l'aimant dans les maladies nerveuſes, contre les crampes, ſoit internes, ſoit externes. Voyez encore l'*Avant-coureur*, n°. 8, 1772. *M. Miſſa.* Uſage de l'aimant propoſé dans les douleurs de crampe.

âgée de treize ans, & d'une excellente conſtitution, nous fut préſentée le mercredi 6 février dernier, par madame ſa mère. Douze ou treize jours auparavant, elle s'étoit plaint, en ſe levant, d'éprouver dans les doigts aux deux mains quelques atteintes de crampes. L'accident étant léger, on n'y fit aucune attention. Vers les onze heures du matin, étant occupée à travailler, ſes doigts ſe roidirent avec force; &, dans cet état, ils reſtèrent écartés & ouverts. Elle reſſentoit en même temps dans les doigts & dans les bras de grandes douleurs. Cet état de contraction ceſſa après quelques momens; mais il ſe renouvela par la ſuite. Les jambes en furent bientôt également affectées. Dans ces accès de crampes qui furent fréquens, le ſpaſme ne s'étendoit pas au-delà du coude aux extrémités ſupérieures, & pour les inférieures au deſſus du genou: quelquefois cependant, mais rarement, il avoit gagné juſqu'à l'épaule. Lorſqu'ils avoient lieu, le poignet étoit violemment fléchi, formant au deſſus de la main une éminence bien marquée. Les doigts des mains étoient alongés, roidis avec force, & reſtoient quelquefois fort écartés, d'autres fois ſerrés & rapprochés. Les orteils au contraire ſe courboient & reſtoient fléchis, la démarche en étant abſolument gênée. Ce ſpaſme ſuivoit aux pieds la même marche qu'aux mains, quoiqu'il ne ſurvînt pas toujours dans le même temps à ces deux parties. Les accidens au reſte ſe bornoient là. Il n'en réſultoit d'autre incommodité que la gêne des mouvemens des jambes & la privation de tout uſage des mains. Aucune autre partie du corps n'en étoit attaquée. Cet état de crampe étoit toujours accompagné d'un ſentiment de roideur & de diſtenſion douloureux. Il duroit un eſpace de temps plus ou moins long, quelquefois un quart d'heure, d'autres fois une, deux, trois, même cinq & ſix heures. Souvent il ſe renouveloit à différentes repriſes pendant la journée. En nous quittant, Mlle R.. en fut attaquée aux doigts. L'accès dura depuis neuf heures juſqu'après le dîner. A ſept heures du ſoir, la crampe la reprit juſqu'à neuf. Il n'y eut pendant cette journée qu'une crampe des pieds.

Le lendemain au matin, on appliqua à Mlle R. une garniture magnétique, compoſée d'un collier, d'une plaque pour le creux de l'eſtomac, de deux bracelets, de jarretières, & de deux plaques pour la plante des pieds. Lors de l'application, la malade marchoit avec peine, ſe ſentant les jambes foibles. L'inſtant après, elle crut éprouver un bien-être marqué; & il lui ſembla qu'elle pouvoit marcher avec l'aiſance & la fermeté qui lui étoient ordinaires.

Au bout de quelques jours, les plaques aimantées ayant fait élever ſur les parties auxquelles on les avoit appliquées, une quantité de boutons qui s'ulcérèrent, ayant même excorié la peau, ce qui rendoit leur contact douloureux, Mlle R. prit le parti de quitter les bracelets, les jarretières & les plaques des pieds, dont une avoit été brisée dans un effort qu'elle avoit fait en montant sur une chaise. Les crampes nerveuses qui ne s'étoient point renouvelées depuis l'application des aimans, ne reparurent pas encore; mais Mlle R. éprouvoit chaque fois qu'elle s'asseyoit, & lors sur-tout qu'elle restoit assise pendant quelque temps, une sorte d'engourdissement & de fourmillement douloureux dans la jambe & la cuisse. En marchant & s'agitant, cet engourdissement se dissipoit; mais il se renouveloit constamment à chaque nouvelle tentative pour rester assise.

Cette interruption de l'usage des aimans, dont le collier & la plaque pour la poitrine étoient restés en place, avoit duré plus de huit jours; & pendant tout ce temps, l'engourdissement avoit constamment eu lieu dans les circonstances que nous venons d'indiquer. M. l'abbé Le Noble étant revenu à Paris, donna de nouvelles plaques pour les pieds, & renouvela les jarretières & les bracelets, qui furent appliqués le lundi 29 avril. Le lendemain, Mlle R. nous apprit que ses engourdissemens n'avoient point reparu. Elle ne les éprouvoit plus en voulant s'asseoir, & elle pouvoit rester assise sans rien éprouver de particulier. Elle nous assura en même temps qu'elle s'étoit apperçue plusieurs fois que la plaque de la poitrine s'attachoit avec force à sa peau, & qu'elle avoit peine à l'en détacher. Il lui étoit survenu dans tout le voisinage du contact de cette plaque, des ébullitions sur la poitrine. Mlle. Ragondé, que nous avons vue à la fin de juillet, avoit continué, depuis cette époque, d'être délivrée de ses accidens.

Obs. XXI. M. l'abbé Le Noble rapporte dans son mémoire, que le premier essai qu'il fit de ses aimans dans les maladies de nerfs (il y avoit alors douze ans), fut en faveur d'une femme de cinquante ans, qui depuis sa dernière couche ne pouvoit marcher qu'à l'aide de deux personnes. Un lait répandu étoit le principe de son mal. Cette femme éprouvoit des crispations de nerfs si violentes, que ses deux filles étoient occupées toutes les nuits, depuis bien des années, à la coucher & à la relever, ne pouvant rester un quart d'heure dans son lit en la même situation. M. l'abbé le Noble lui fit porter un de ses aimans suspendu au cou; & depuis le moment qu'elle commença à en faire usage, elle put dormir comme dans sa meilleure santé. Elle a toujours joui de cette même tranquillité depuis cette époque: elle a même marché plus aisément; & l'on eut lieu de présumer que sans la circonstance du lait répandu, qui formoit un obstacle ancien

& insurmontable, elle auroit recouvré l'usage de ses jambes (15).

Palpitations (16).

Obs. XXII. La dame Miraumont, demeurant alors rue Saint-Bon, & maintenant rue Oignard, âgée d'environ quarante ans, étoit, depuis deux ans, sujette à des maux de nerfs, accompagnés de violentes palpitations. Elle avoit attribué aux approches du temps ordinaire de la cessation des règles, cette indisposition d'abord peu considérable, mais qui, par la suite, s'étoit accrue, & étoit devenue très-grave & très-fatigante. Elle en étoit attaquée tous les jours, & souvent un très-grand nombre de fois par jour. Les palpitations étoient très-violentes & accompagnées de suffocation. Au commencement de l'année 1778, on lui conseilla de faire usage d'une croix aimantée de M. l'abbé Le Noble. Dès les premiers momens de son application, les palpitations s'affoiblirent & s'éloignèrent. Dans l'espace de quinze jours, le soulagement fut sensible. Deux mois après, le mal étoit entièrement dissipé. Pendant l'usage de l'aimant, la dame Miraumont éprouva des pertes fréquentes qui l'affoiblirent considérablement. Ces pertes avoient commencé même avant qu'elle y eût eu recours. Elles cessèrent au bout de quelque temps avec l'écoulement périodique. Quoiqu'elles eussent été plus fortes depuis l'application des aimans, les palpitations & les douleurs de nerfs n'avoient point reparu pendant cet intervalle, malgré l'affoiblissement où la malade s'étoit trouvée réduite; & depuis ce temps jusqu'au moment où nous écrivons, elle n'en a éprouvé aucun retour. Me. Miraumont nous a cependant assuré que lorsqu'elle quittoit sa croix pour la faire aimanter, ce qui arrivoit environ tous les six mois, elle éprouvoit, pendant huit jours à peu près qu'elle en étoit privée, un sentiment de mal-aise, & que ses palpitations se renou-

(15) Aux affections spasmodiques précédentes, on peut en ajouter de plusieurs genres ou espèces que les auteurs ont rapportées, & dans lesquelles nous n'avons pas eu occasion d'employer l'aimant.

Usage de l'aimant dans les spasmes en général; voyez *Aëtius*, *Hali Abbas*, & les auteurs qui les ont copiés depuis la renaissance des lettres, tels que *Kircher*, &c. dans le tétanos & les spasmes des femmes enceintes; *Paracelse*: l'opistotonos; *M. Mesmer*, *Lettre à M. Unzer*: les spasmes occasionnés par les vents; *Zwinger*: les spasmes convulsifs; *M. Missa*. Voyez encore *obs. de M. Voocher*, trismus tonicus; *Obs. de M. Unzer*, spasme hystérique général; *Obs. 18*, *pag. 109*, *M. de Harsu*, spasme très-opiniâtre au fondement, avec hémorrhoïdes.

(16) Observat. 7e. du Dr. *Heinsius*. — Observ. de M. *Descemet*. — 1re. obs. de M. *Deiman*. — Obs. 4, p. 86; 10, p. 101; 22, pag. 113 de M. *de Harsu*. — Croix magnétique employée en France avant 1772, contre les palpitations, le *Père Hell*.

veloient. Depuis qu'elle s'eſt procurée deux croix pour s'en ſervir alternativement, & ne pas interrompre l'uſage de l'aimant, elle s'en trouve abſolument délivrée.

Obs. XXIII. Au mois de juin de l'année dernière (1781), madame Deſmoulins, demeurant à Corbeil, portoit depuis quatre ans une croix aimantée de M. l'abbé Le Noble. Elle avoit, avant ce temps, des palpitations de cœur ſi fréquentes & ſi violentes, que, ſoit en parlant, ſoit en chantant, elle étoit obligée de s'arrêter, la reſpiration en étant tout-à-fait interceptée. Le battement du cœur ſe voyoit extérieurement; il ſembloit même ſe faire entendre aux perſonnes qui venoient alors la ſoutenir; la malade au moins l'entendoit très-diſtinctement. Ce bruit reſſembloit à celui que rend la poitrine d'une perſonne très-maigre, quand on frappe deſſus avec les doigts, & qu'on dit qu'elle *ſonne creux*. Ces accidens effrayoient beaucoup madame Deſmoulins, & lui laiſſoient long-temps après une émotion accompagnée de battemens de cœur. La nuit, elle étoit obligée de ſe mettre promptement à ſon ſéant, éprouvant qu'elle ſouffroit moins en cette ſituation que couchée. Tous les vaiſſeaux de la tête paroiſſoient gonflés, les muſcles du cou devenoient douloureux; elle avoit les mains brûlantes, & il lui reſtoit après une chaleur incommode avec engourdiſſement dans les bras. Cet état duroit ſouvent plus d'une demi-heure. Il y avoit peu de jours qu'elle n'éprouvât ces accidens, quelquefois à pluſieurs repriſes pendant la journée; mais ils étoient plus forts & plus longs la nuit que le jour. Dès que la malade eut porté l'aimant, l'imagination lui fit croire d'abord qu'elle étoit moins incommodée; mais au bout d'un mois elle ſe trouva ſenſiblement mieux. Ses accidens diminuèrent de force, s'éloignèrent; & un an après elle fut tout-à-fait ſoulagée. Cet état ſe ſoutint conſtamment depuis. Au moins ce que madame Deſmoulins éprouvoit encore au mois de juin de l'année dernière, étoit aſſez rare & ſi peu fort, que deux ou trois battemens plus précipités étoient, diſoit-elle, tout ce qui lui reſtoit ſeulement pour s'en ſouvenir. Cependant, lorſqu'il lui arrivoit quelque chagrin, elle s'en reſſentoit davantage; mais il lui ſembloit que la ſenſibilité de l'ame pouvoit ſeule y donner lieu, en dérangeant le phyſique dans quelqu'une de ſes parties.

Depuis le mois de juin 1781, madame Deſmoulins a toujours joui du même ſoulagement, comme elle nous l'a certifié pluſieurs fois dans ſes différens voyages à Paris. Ce fut pendant l'un d'eux qu'elle fit l'épreuve ſuivante de la vertu de l'aimant, dont elle s'empreſſa dans le moment de nous inſtruire. Sentant à ſes palpitations qui menaçoient de la reprendre, que la vertu de ſa croix magnétique commençoit à s'affoiblir, elle l'envoya, le lundi 30 juillet 1781, à M. l'abbé Le Noble pour la rétablir. Le soir elle éprouva, avant souper, un sentiment d'anxiété absolument semblable à celui qui, dans le temps de son indisposition, précédoit ses attaques de palpitations, & lui servoit à les annoncer. Elle prit l'air, fit quelques tours dans l'appartement : le mal-aise cessa. Après le souper, elle eut un accès de palpitations qui dura toute la nuit, & l'empêcha de dormir. Le lendemain matin elle envoya chercher une croix aimantée ; & dès l'instant qu'elle l'eut placée, les palpitations cessèrent.

OBS. XXIV. Une demoiselle de Chateau-L. près d'Orléans, âgée d'environ vingt-sept ans, & incommodée de palpitations, reçut de Paris une plaque aimantée dont on lui conseilloit de faire usage. Le 18 juillet dernier (1781), l'ayant appliquée sur la région de l'estomac, comme il lui étoit prescrit, elle éprouva dans l'instant même les effets suivans. Elle ressentit de l'oppression à l'estomac, accompagnée de spasme vers les parties supérieures, d'épaississement de la langue & d'une pâleur considérable. A ces accidens se joignit un sentiment de défaillance dans tous les membres, auquel succéda un véritable état de syncope qui se répéta à plusieurs reprises, mais qui ne fut pas d'une longue durée. Dans ces accès, le spasme se portoit manifestement jusqu'à la région de la matrice, & la malade se sentoit inanimée.

Sa sœur aînée, âgée d'environ trente-huit ans, & qui n'avoit aucune espèce d'incommodité, ne pouvant se persuader que ces effets eussent été occasionnés par l'aimant, prit la plaque magnétique, la suspendit à son cou ; mais en peu d'instans elle éprouva les mêmes accidens. La cuisinière de la maison, fille de vingt-six à vingt-sept ans, ayant voulu faire la même épreuve, eut le sort de ses deux maîtresses.

Le lendemain 19 juill t & les jours suivans, à peu près à la même heure, les accidens reparurent dans les trois malades, & se renouvelèrent avec la même force. A compter du 20, cependant il paroît qu'il y eut de la diminution dans les accès ; mais ils continuèrent jusqu'au 28. On voit même par une lettre particulière des deux demoiselles, en date du 30 juillet, qu'à cette époque il leur restoit encore un peu d'indisposition, qu'on rapportoit à une espèce de catarrhe. Pendant les accidens, les malades ne pouvoient rester tranquilles & en place. Après la syncope, il falloit l s promener, les agiter, ce qui paroissoit les soulager. Dans ces accès, elles avoient toutes la peau froide ; le pouls paroissoit extrêmement petit & gêné, n'ayant aucune régularité.

La famille ayant pris de l'inquiétude, envoya sur le champ à Paris pour consulter. Nous ordonnâmes un traitement approprié aux circonſtances. Dans cet intervalle, les chirurgiens du lieu furent appelés, & ils preſcrivirent des lavemens en grande quantité, qui procurèrent des ſelles peu abondantes, mais fréquentes & muqueuſes, comme il arrive dans une dyſſenterie commençante. Ils ordonnèrent en outre pour boiſſon, du thé très-léger dont les malades prenoient ſouvent, ce qui les ſoulageoit pour le moment.

On doit obſerver qu'aucune des trois malades n'avoit remis la plaque aimantée après avoir eſſuyé le premier accident; & il doit paroître extraordinaire que ſans la préſence de cette plaque, les effets qu'on lui attribuoit aient été ainſi prolongés pendant dix jours. Un des chirurgiens ayant fait l'eſſai de l'aimant ſur deux hommes, ils n'en éprouvèrent rien de remarquable. Des trois perſonnes qui en avoient été incommodées, deux avoient eu leurs règles depuis peu de temps. Il n'y avoit que quatre jours que celles de la première malade avoient ceſſé. Elles reparurent dès le lendemain du premier accident, abondamment & pendant dix jours. Il eſt bon de remarquer qu'elle eſt ſujette à ces ſortes de pertes, ainſi qu'à une ſueur abondante, ſur-tout aux aiſſelles, qui fut en même temps ſupprimée. La cuiſinière avoit toujours été bien réglée; & il n'y avoit pas dix jours que l'évacuation étoit paſſée. Elle reparut le ſurlendemain qu'elle eut mis l'aimant, & dura comme aux époques ordinaires. Nous avons extrait ces détails d'un expoſé rédigé par les chirurgiens témoins du fait, & de pluſieurs lettres écrites par les malades elles-mêmes, que M. Lormeau, notaire rue du Petit-Lyon, quartier Saint-Sauveur, s'eſt empreſſé, avec le plus grand zèle, de nous communiquer.

Quoique les quatre obſervations ſuivantes aient encore pour objet les palpitations, cependant nous avons cru devoir les rapporter à l'article des tremblemens, dont elles offrent en même temps l'exemple.

Tremblemens & treſſaillemens convulſifs (17).

Obs. XXV. La D^e^ B.. P.., femme de chambre de madame la maréchale de Duras, étoit attaquée depuis quatre ans de mouvemens convulſifs

(17) *Mercure de France*, juillet, 1726, pag. 1551. Obſervat. du Bénédictin attaqué de mouvemens convulſifs qui lui faiſoient faire de fréquentes génuflexions. — *Affich. de Beſançon*. Obſerv. du Miſſionnaire attaqué de tremblement & de foibleſſe dans les jambes & dans les mains. — 2e. *obſ. de M. Deiman*. Tremblement général de tout le corps. — *Obſ. de M. Buch'oz*, *Nat. conſid.* tom. 5; 1771. Tremblement univerſel, ſuſpendu par l'uſage de l'aimant employé en collier & en bracelets. — *Obſervat. de M. Deſcemet*. Mouvemens involontaires de la tête. — *Obſervat. de M. Miſſa*. Tremblemens à la tête, & mouvemens convulſifs dans les poignets, les mains & les extrémités inférieures. — *M. de Harſu*,

vulsifs & de tremblemens à la tête, dans les bras & les poignets, de palpitations & de maux d'estomac continuels. M. l'abbé Le Noble lui ayant fait appliquer une croix magnétique, un bandeau & des bracelets d'aimant, les mouvemens convulsifs, le tremblement, les palpitations se dissipèrent. Après un espace de quatre mois, l'estomac n'étoit pas encore rétabli parfaitement dans l'état naturel. Ces faits sont consignés dans un certificat en date du 6 octobre 1778, que la dame B.... P.... a remis à M. l'abbé Le Noble, revêtu de sa signature, de celle de son mari, & de plusieurs autres personnes de sa connoissance.

Obs. XXVI. Madame la Neuville, demeurant rue des Ecouffes au Marais, éprouva, en 1766, un saisissement violent à l'occasion de la perte d'un enfant. Le chagrin qu'elle en conçut lui attaqua le genre nerveux, au point qu'elle passa une année entière dans des oppressions continuelles. Elle ne pouvoit manger que très-peu, & avec beaucoup de douleurs occasionnées par de continuelles convulsions dans l'estomac. Elle devint en même temps sujette à des palpitations & à des mouvemens spasmodiques dans le cou & à la tête, accompagnés d'étourdissemens. La cause de son mal n'étant pas connue, on la fit saigner deux fois du bras, & se purger quatre. Après ce traitement elle se trouva plus mal. Alors on la mit à l'usage de l'infusion de tilleul avec l'eau de fleurs d'orange. Ce nouveau traitement lui procura un soulagement qui dura jusqu'en 1776; mais à cette époque les douleurs nerveuses & les secousses convulsives de la tête recommencèrent.

L'année suivante, madame la Neuville perdit son époux. Cette nouvelle source de chagrins survenus dans des temps qu'un changement de nature rendoit critiques, aggrava singulièrement son état. Elle prit pendant long-temps les antispasmodiques sous toutes les formes. Elle n'en reçut aucun soulagement. Les potions calmantes les plus fortes avoient peu d'action; elles paroissoient même avoir des effets fâcheux. L'estomac les recevoit avec douleur, & elles occasionnoient de fréquentes foiblesses.

Voyant que rien ne la soulageoit, madame la Neuville se détermina à cette époque à porter sur la poitrine une croix aimantée de M. l'abbé Le Noble. Trois jours après son application, elle se trouva si calme, qu'il lui fut possible de se coucher sans se sentir suffoquée,

---

obs. de M. Filliet. Tremblement presque général. *Ibidem, obs.* 22, *p.* 117. Tremblement des mains. — *Obs. de M. Fourot.* Secousses convulsives dans les muscles du cou, qui agitoient la tête comme celle d'un automate. — *M. Mesmer. Lettre à M. Unzer.* Tremblement survenu à la suite d'un accès de colère. Voyez aussi la citation de *Buchner*.

comme auparavant, par des palpitations qui ne lui permettoient de prendre de repos que très-avant dans la nuit, & en restant sur son séant. Les secousses de la tête furent calmées.

Madame la Neuville passa trois mois de la sorte, très-contente de sa situation. Mais il lui survint sur la région de l'estomac & de la poitrine, des ébullitions accompagnées de démangeaisons insupportables. On lui conseilla de se bassiner avec l'eau de sureau, & de mettre une compresse imbibée de la même eau sur les parties souffrantes. La crainte d'affoiblir l'aimant lui fit prendre le parti de l'ôter un soir en se couchant. Peu de momens après, elle se trouva foible & suffoquée par des palpitations aussi fortes que par le passé. Après être restée deux heures dans cette situation, elle se détermina à ôter la compresse, & à remettre la croix magnétique. Elle s'en trouva à l'instant calmée, au point que, sans s'en appercevoir, elle s'assoupit étant à son séant, & s'endormit jusqu'au matin.

Les douleurs s'étant portées depuis très-vivement à la tête, madame la Neuville fut saignée deux fois du pied, les symptômes ordinaires au temps critique paroissant aussi l'exiger. Les deux saignées ne calmèrent point ses douleurs; mais elle parvint à les dissiper, en portant sur le sommet de la tête une plaque aimantée de M. l'abbé Le Noble. L'année dernière elle voulut faire l'essai d'ôter cette plaque. Peu à peu ses anciens accidens se réveillèrent. Au bout de six jours la pièce fut replacée, & le mal se calma. Après ces deux expériences, madame la Neuville est bien déterminée à ne plus cesser de porter ses aimans.

Obs. XXVII. Madame la Roque étoit attaquée depuis dix-sept ans d'une maladie de nerfs, dont les accès s'annonçoient par des douleurs qu'elle ressentoit dans le dos, vers les épaules, dans les bras & dans les mains. Ces douleurs duroient environ un quart d'heure. On soulageoit alors la malade en la frottant, & le mal se terminoit par une pâleur dont elle étoit atteinte. Trois ans auparavant, madame la Roque s'étoit adressée à un médecin qui lui avoit prescrit des bols dont elle fit usage pendant deux mois. Au bout de ce temps, elle ne sentit plus ses douleurs; mais elle fut frappée d'une attaque de tremblement dans les bras, les mains, les jambes & la tête, principalement du côté droit. Ces tremblemens étoient accompagnés d'un bégaiement qui lui prenoit aussitôt qu'elle avoit quelque effroi, que quelque chose tomboit à côté d'elle sans qu'elle s'y attendît, & trois jours avant l'époque de ses règles. La malade consulta alors un autre médecin qui la traita du scorbut, auquel il rapportoit tous les accidens. Les remèdes qu'il employa ne produisirent aucun changement, & le tremblement avoit toujours persisté.

Il avoit lieu tous les deux ou trois jours, & quelquefois trois ou quatre fois dans la journée ; d'autres fois il étoit huit jours sans se renouveler. Au reste Me. la Roque paroissoit se bien porter ; elle avoit de l'embonpoint, & ses couleurs annonçoient une santé brillante. Depuis quatre ans elle sentoit un battement considérable vers le creux de l'estomac.

Le mercredi 28 mars 1778, M. l'abbé Le Noble lui fit appliquer une croix magnétique & des bracelets d'aimant. Le lendemain elle eut un accès qui dura un quart d'heure à quatre reprises différentes. Le 1er. avril, s'étant rendue chez M. Andry, elle parut toute essoufflée en entrant dans l'appartement. Toutes les fois qu'elle montoit, ou qu'elle marchoit vîte, elle perdoit ainsi la respiration. A peine fut-elle assise, qu'il lui prit un tremblement considérable dans le bras droit, & surtout dans la main. Ce tremblement dura d'abord une demi-minute ; mais au bout de dix, il reprit avec plus de force, & continua à plusieurs reprises : il s'étendit même au bras gauche.

Le 30 mai, Me. la Roque, s'étant rendue de nouveau chez M. Andry, annonça que depuis le 1er. avril elle n'avoit éprouvé de tremblement dans aucunes parties du corps, & qu'elle n'avoit point eu de bégaiement ; que lorsqu'elle avoit quelque effroi, que quelque chose tomboit près d'elle sans qu'elle s'y attendît, ou qu'elle entendoit un bruit inopiné, elle n'éprouvoit plus de saisissement, ni aucun des accidens qui en étoient auparavant la suite ; que cependant il lui arrivoit encore quelquefois de pâlir, dans ces circonstances, sans perdre connoissance, & de ressentir un mal-aise dans la tête & dans l'estomac : ce mal-aise duroit deux ou trois minutes. La veille de Pâques, elle l'avoit éprouvé d'une manière plus forte qu'en aucun autre cas depuis ; il se fit sentir près d'un quart d'heure. Elle n'eut point ce jour-là de tremblement, malgré la durée de l'accident.

Depuis la veille de Pâques, Me. la Roque n'avoit éprouvé aucune atteinte de saisissement jusqu'au dernier jeudi du mois de mai, qu'elle en eut un accès qui dura deux minutes. Elle avoit eu ses règles deux fois depuis le 1er. avril, & elles n'avoient été précédées d'aucun tremblement.

Quelque temps après, une personne ayant assuré à Me. la Roque que le calme dont elle jouissoit lui seroit funeste par la suite, & que la cessation des tremblemens qu'elle éprouvoit lui occasionneroit bientôt une maladie plus grave, elle abandonna l'usage des aimans, quelque lieu qu'elle eût d'en attendre une parfaite guérison, & elle retomba dans ses anciens accidens.

Obs. XXVIII. La cuisinière de madame Hude, rue Neuve Saint-Paul, étoit sujette depuis plusieurs mois à des mouvemens convulsifs dans les poignets, qui avoient resisté aux remèdes antispasmodiques. Elle éprouvoit en même temps des étourdissemens, des gonflemens d'estomac & des palpitations. Les aimans ayant été appliqués pour calmer ces symptômes, on observa en peu de temps une diminution notable dans les accidens; & quoique la malade n'ait pas été radicalement guérie, puisqu'au premier accès de chagrin elle en éprouve de nouvelles attaques, il n'est pas moins constant que l'usage des aimans lui a procuré un soulagement marqué.

Obs. XXIX. Le 18 mai 1780, M. Marsal, loueur de carrosses rue des Fossés Saint-Bernard, âgé de 42 ans, & d'une forte constitution, se présenta chez M. Mauduyt. Il éprouvoit un tremblement presque continuel de l'extrémité des doigts de la main droite jusqu'au coude. Lorsque la main étoit appuyée & posoit sur le bout des doigts, le tremblement cessoit. Il recommençoit au contraire aussitôt que le bout des doigts n'étoit pas appuyé. Cette incommodité avoit commencé, il y avoit quinze mois, d'abord foiblement; elle avoit augmenté dans la suite; mais depuis six mois elle ne faisoit plus de progrès.

Le tremblement n'avoit pas diminué la force de la main. Le malade travailloit sans peine à de forts ouvrages, & ne trembloit pas alors, ce qui lui arrivoit toujours dans l'état de repos. Il n'éprouvoit aucune douleur, aucun engourdissement, & se portoit d'ailleurs très-bien. Il n'avoit jamais fait d'excès en aucun genre, à ce qu'il assuroit, & il n'avoit jamais été dans le cas de faire usage de mercure. C'étoit à des efforts, & à l'usage de l'eau-seconde dont il s'étoit servi pour laver ses voitures, qu'il attribuoit son mal. Cependant on ne connoît pas à cette eau une pareille action, & le malade ne se rappeloit pas d'ailleurs d'avoir fait de plus grands efforts qu'à l'ordinaire dans le temps qui avoit précédé son tremblement. Il déclaroit n'avoir jamais eu de maladie de peau. Seulement douze ans auparavant, un rasoir mal propre lui avoit occasionné au visage quelques boutons dartreux qu'il avoit dissipés en les lavant avec de l'eau & du vinaigre; mais il s'étoit bien porté pendant onze ans depuis. Ainsi l'on ne pouvoit pas attribuer à une humeur dartreuse répercutée, le tremblement dont la vraie cause paroissoit inconnue.

M. Marsal ayant été soumis à l'électricité négative depuis le 18 mai jusqu'au 5 du mois suivant, pendant lequel espace de temps il prit quinze séances, sans en avoir éprouvé aucun soulagement, M. Mauduyt (M. l'abbé Le Noble & nous étant présens) lui fit appliquer, le 15 juin, un bracelet aimanté. Le 24 M. Marsal nous déclara que le tremblement étoit toujours au même degré, quoiqu'il eût porté exactement le bracelet, & que M. l'abbé Le Noble l'eût reconnu en bon état. Après nous être assurés par nous-mêmes qu'il n'y avoit pas de changement, M. l'abbé Le Noble appliqua au cou du malade une pièce aimantée, renouvela le bracelet, & fut d'avis qu'on ne changeât rien à ces deux pièces pendant deux mois.

Le 23 juillet, M. Marsal nous ayant appris qu'il n'avoit éprouvé aucun changement, ni en bien, ni en mal, M. l'abbé Le Noble crut devoir faire une nouvelle tentative, d'autant plus que le malade n'avoit porté que quinze jours une des pièces qui lui avoient été appliquées. Le 10 septembre, nous nous assurâmes qu'elle n'avoit opéré aucun effet, quoique M. Marsal eût porté jusqu'à ce jour les aimans. M. l'abbé Le Noble déclara alors qu'il ne pensoit pas qu'il y eût rien de plus à tenter.

Obs. XXX. Gallot, âgé d'environ deux ans, étoit né sujet à des tressaillemens & des mouvemens convulsifs lorsqu'il entendoit un bruit inopiné. Il s'étoit d'ailleurs bien porté. A l'âge d'environ dix-huit mois, il fut effrayé par les cris d'un porc qu'on tuoit à quelque distance d'une chaumière où on l'avoit laissé seul couché dans son berceau. La frayeur lui occasionna un tremblement général dans toutes les parties du corps, qu'il éprouvoit même étant couché. Ce tremblement duroit depuis trois semaines, sans aucune diminution & sans intervalle. Dans l'espace de ces trois semaines, l'enfant eut plusieurs accès de fièvre tierce, alors épidémique dans le canton. Son tremblement augmentoit au premier bruit qu'il entendoit. Tel étoit son état, l'orsqu'on lui appliqua sur l'estomac une plaque aimantée, fournie par M. l'abbé Le Noble à une autre personne. Au bout de trois jours, on s'apperçut que l'enfant trembloit moins; & au bout de huit, il ne trembloit plus. Alors la mère retira la plaque aimantée. Le tremblement se rénouvela dès le lendemain. On remit la plaque; & son application fit, en très-peu d'heures, totalement disparoître le tremblement. La fièvre cessa aussi en même temps. Ces faits ont été communiqués à M. Mauduyt par M. son frère. L'enfant qui fait le sujet de l'observation est neveu de sa domestique, & demeure dans le voisinage de sa maison de campagne. C'étoit à lui que M. l'abbé Le Noble avoit remis la plaque aimantée.

Obs. XXXI. M. Morin, demeurant alors rue de la Perle, étoit sujet, depuis deux ans, à des tremblemens dans les bras & les mains. On lui conseilla l'usage des aimans, qui, dans l'absence de M. l'abbé Le Noble, furent appliqués par M. Filliet, neveu de M. de Harsu. Après leur application, le tremblement augmenta au point que M. Morin ne pouvoit plus se servir de ses deux mains, soit pour s'habiller, soit pour porter à sa bouche les alimens solides ou liquides. La fièvre survint, & fut très-vive pendant trois jours. On ôta les aimans. Le calme ſe rétablit par degrés ; mais le malade reſta fort incommodé pendant quinze jours.

M. Morin mourut ſix mois après, des ſuites d'un ulcère dans le colon. Il rendoit du pus & du ſang par les ſelles depuis quatre ans, & alloit à la garderobe d'heure en heure jour & nuit. Il s'affoiblit peu à peu. L'enflure des parties inférieures, l'inſomnie, le dégoût s'emparèrent de lui deux mois avant ſa mort, & il périt de gangrène au mois de mars dernier. Le tremblement paroiſſoit dépendre, dans ce cas, de l'affaiſſement général & de l'affoibliſſement du genre nerveux.

Obs. XXXII. Le mémoire communiqué par M. l'abbé Le Noble en 1777 à la Société, contient l'énoncé du fait ſuivant. Il avoit eu lieu cinq ans auparavant.

M. Broſſard, ſeigneur de Saint-Martin & de Folny près le comté d'Eu, âgé de 70 ans, ne pouvant plus écrire depuis bien des années, porta une plaque aimantée ſur la poitrine ; & peu de temps après, il manda à M. l'abbé Le Noble, qu'il pouvoit écrire comme à l'âge de 40 ans. M^e^. la comteſſe d'Orillac, dame de Saint-Pierre ès Champs près Gournay en Bray, atteſta la vérité du fait. M. Broſſard étoit le père de cette dame, & c'étoit elle qui lui avoit conſeillé de faire uſage de l'aimant.

Convulſions (18).

Obs. XXXIII. Une dame née en Amérique, d'une conſtitution ardente & bilieuſe, ayant les nerfs fort irritables, & douée d'une imagination vive, avoit été ſujette, pendant ſon enfance, à différentes incommodités occaſionnées par une humeur qui s'étoit jetée principalement ſur ſes yeux. A ſon arrivée en France à l'âge de ſept à huit ans, on lui fit uſer de légers adouciſſans, tels que des linimens avec le beurre frais, & des injections de lait de femme. On joignit à ces moyens

(18) Sur l'uſage de l'aimant dans les affections convulſives en général, voyez parmi les anciens, *Aetius*, *Hali Abbas*, & les auteurs qui, à la renaiſſance des lettres, ont rapporté leurs citations, tels que *Gilbert* & le *Père Cabée*, &c. &c. Contre les convulſions des membres, *Quercetan* (ſon emplâtre pour les membres convulſés) ; contre la ſuffocation de matrice, la fureur utérine, *Borel*, *Ettmuller*, *Paracelſe* ; le ſommeil convulſif, M. *Bauer* ; le choræa ſancti viti & tous les accidens convulſifs, M. *Meſmer* (lettre ſur la cure magnétique) ; les ſpaſmes convulſifs, les convulſions de la dentition, les fièvres malignes, accompagnées de convulſions & de ſoubreſauts dans les tendons, M. *Miſſa*.

Voyez encore les *Mémoires de Batavia* ; *Buchner* ; *l'Avant-coureur*, n°. 8, 1772 ; *Le Camus*, Médec. Pratiq. pag. 292 ; les obſervations du *Mercure de France*, de *Veniſe*, de M. *Achille Mieg*, du *Père Hell*, de M. *Meſmer*, de M. *Unzer*, de M. *Bolten*, &c. &c. que nous avons citées plus haut.

l'usage des purgations répétées tous les trois mois. Quelque temps après, vers l'année 1757, elle fut prise d'un mal de gorge épidémique, pour lequel elle fut saignée deux fois du bras droit. Une troisième saignée faite au bras gauche, & pour laquelle elle avoit témoigné la plus grande répugnance, parut avoir des suites fâcheuses. Il survint au bras un dépôt considérable, accompagné de grandes douleurs. Les yeux se trouvèrent en même temps délivrés de l'humeur qui les affectoit. Le sang tiré par la dernière saignée ayant paru de mauvais caractère, le médecin avoit annoncé qu'elle feroit une grande maladie. Les symptômes en furent violens & le danger extrême. Il y eut pendant son cours un délire affreux & presque continuel, une chaleur d'entrailles brûlante, une soif ardente. La maladie prit une durée de trois ou quatre mois, & les suites en furent des plus fâcheuses. Il s'établit un dévoiement abondant avec une faim dévorante. Les nerfs devinrent d'une sensibilité si excessive, que la malade éprouvoit au moindre bruit, au plus foible attouchement, les plus violentes douleurs. On étoit forcé, dans la crainte de les réveiller, de marcher à pied nu dans sa chambre. Lorsqu'elle faisoit quelques mouvemens, on entendoit une sorte de bruit dans les articulations, comme si les os se fussent touchés par des surfaces sèches & sonores. La malade étoit en même temps d'une maigreur affreuse, & tout paroissoit en elle dans un état de contraction si violent & si continu, sur-tout aux extrémités inférieures, les jambes étant retirées avec force en arrière, les genoux collés l'un à l'autre & les talons touchant aux fesses, qu'il s'étoit formé un cal dans tous les endroits où ces parties se touchoient. La malade avoit eu la peau entamée & chargée d'escarres en plusieurs parties du corps.

Dans le cours de cette cruelle maladie, la nature avoit marqué un premier effort vers les règles. Il s'étoit établi une perte en blanc très-abondante. La malade avoit pris un grand nombre de remèdes qui avoient ajouté encore à son affoiblissement. Le nombre des saignées avoit été porté jusqu'à neuf. On insista long-temps ensuite sur les purgatifs. Ce fut pendant l'effet de l'un d'eux que la malade éprouva un changement aussi subit que singulier dans son état. Le dépôt du bras, dont on n'avoit pu par aucun moyen procurer la fonte, disparut en un instant; &, de cette époque, la cuisse droite devint la partie la plus affectée. Elle prit peu à peu un volume considérable. La malade y ressentoit des douleurs intolérables dans la moëlle des os. Extérieurement, il lui sembloit qu'on lui déchirât le périoste. On fut obligé d'avoir recours à l'opération pour vider le dépôt. La plaie versa une immense quantité de suppuration. Elle se cicatrisa & se rouvrit à différentes reprises. Quoique les jambes, depuis la dernière maladie, se fussent un peu alongées, elles étoient encore restées dans un état de rétraction considérable, fur-tout du côté droit; cependant on avoit employé, pour les rétablir, les moyens les plus actifs. La malade avoit été enveloppée dans une peau de mouton encore chaude & fumante. Elle y avoit éprouvé d'effroyables douleurs pendant deux heures, avec une énorme tranfpiration. On crut devoir faire une nouvelle tentative. On employa les bains aromatiques. Les jambes fe dégagèrent de plus en plus, la droite reftant toujours cependant plus retirée. La malade fe rétablit avec le temps; & fa fanté s'étant fortifiée, elle fe maria quelques années après. Les maux de nerfs auxquels elle étoit reftée fujette depuis fa cruelle maladie, fe réveillèrent fur-tout pendant fes différentes groffeffes, qui furent toutes plus ou moins orageufes. Ses maux s'accrurent encore par la fuite. Les douleurs de la cuiffe s'étoient diffipées; mais la malade vit bientôt fon mal des yeux fe renouveler. On confulta à Paris; & M. Defperrières ordonna, avec les bains, l'application de légers véficatoires derrière les oreilles. Un chirurgien du lieu fubftitua à ce traitement l'ufage des pilules mercurielles purgatives. La malade avoit rendu une grande quantité de vers dans fa maladie : elle en rendit de nouveau à cette époque; mais le mercure fe porta à la bouche, affecta la tête, & augmenta fur-tout l'irritation des nerfs. La malade étant venue fe fixer à Paris, fes maux prirent une autre forme. A la maigreur exceffive & habituelle qui ne s'étoit pas entièrement diffipée, fuccéda un état d'embonpoint énorme. La malade n'éprouvoit au refte, outre fes maux de nerfs & des yeux, aucune efpèce d'incommodité. Mais la démarche étoit devenue plus difficile, plus gênée; & lorfqu'après être reftée quelque temps fur un fiège elle effayoit de fe lever & de marcher, elle éprouvoit les plus grandes difficultés à fe mouvoir, & une impoffibilité abfolue dans les premiers momens à faire quelques pas. Cette incommodité s'accrut encore par les fuites d'une chûte. Bientôt à cette indifpofition fuccéda un état fébrile, une forte de fièvre nerveufe qui, fe renouvelant différentes fois, & par des accès irréguliers dans le cours de la journée, ne paroiffoit cependant point diminuer l'embonpoint que le corps confervoit, quoique en un moindre degré. La malade étoit dans un affoibliffement extrême. A chaque inftant elle éprouvoit des défaillances qui étoient fuivies des plus affreufes convulfions. Une faignée du pied, néceffitée par l'urgence extrême des fymptômes, & l'ufage d'une potion émétique préparée avec le kermès, qui procura de violens vomiffemens de bile, adoucirent les accidens; mais, malgré leur fecours, le mal perfifta. Cet état, vraiment hyftérique & alarmant, dura pendant quatorze mois. Ennuyée de fouffrir, la malade fit appeler M. Lorry pour confulter avec M. Defperrières. Son indifpofition leur parut être une fuite de la première, & dépendre de l'humeur dont elle avoit éprouvé, depuis

depuis ſon enfance, les effets fâcheux en tant de circonſtances. On établit le traitement d'après cette indication. Il conſiſta dans un long uſage des ſucs épurés anti-ſcorbutiques, auxquels on fit ſuccéder celui des eaux minérales ferrugineuſes. Pendant l'uſage que la malade en fit à Paſſy & dans tout le cours du traitement, ſes attaques de nerfs n'éprouvèrent aucune diminution. Elles furent toujours comme elles avoient été, très-fortes & très-violentes. Elles donnèrent plus d'une fois dans les accès, des inquiétudes ſur leurs ſuites. Pluſieurs perſonnes fortes & vigoureuſes pouvoient à peine contenir les mouvemens de la malade. Elle en étoit aſſaillie tout-à-coup un grand nombre de fois dans la journée, & en quelque endroit qu'elle ſe trouvât. La violence de ſes accidens lui fit prendre la réſolution de revenir à Paris; & tous les moyens ordinaires paroiſſant auſſi inſuffiſans, M. Deſperrières lui conſeilla l'uſage des aimans. Vers le mois de novembre 1777, M. l'abbé Le Noble lui remit une plaque aimantée pour la porter ſur la région de l'eſtomac. Ses accidens parurent diminuer & s'affoiblir à cette époque. Mais la malade prenoit alors les bains, & elle leur attribua le ſoulagement marqué qu'elle commençoit à éprouver. Elle n'avoit pas aux aimans une grande confiance; & l'uſage qu'elle faiſoit d'une ſeule plaque ne lui paroiſſoit pas propre à réprimer des accidens auſſi violens que ceux qu'elle avoit eſſuyés. Une circonſtance particulière la fit changer d'opinion. Ayant invité pendant l'hiver pluſieurs perſonnes à dîner, parmi leſquelles étoit M. Deſperrières, & s'étant trouvée preſſée par l'heure à ſa toilette, elle avoit oublié de remettre ſon aimant, dont le cordon s'étoit rompu. Quelques minutes après s'être miſe à table, elle éprouva différens tiraillemens & une forte de mal-aiſe qui lui annonçoient ordinairement ſes attaques. Elle ſortit, & ſe trouva mal avec de violentes convulſions. L'aimant ayant été replacé, les accidens ſe calmèrent: elle reparut, & fit les honneurs du dîner ſans reſſentir aucune incommodité. Depuis cette époque, la malade a éprouvé de plus en plus de ſoulagement; & quoique ſes maux de nerfs l'aient repriſe dans quelques circonſtances où elle étoit accablée des plus violens chagrins, ils n'ont jamais été comparables aux accès qu'elle éprouvoit antérieurement. Il y a maintenant pluſieurs années qu'elle n'éprouve plus de convulſions. Elle reſſent bien encore des irritations dans les nerfs en quelques circonſtances; mais elles ſont légères. Elles conſiſtent en des tiraillemens peu conſidérables, accompagnés de mal-aiſe, & d'une diſpoſition à ſe trouver mal qui n'a pas ſon effet. C'eſt dans les changemens de temps que ces impreſſions ſe font plus volontiers ſentir. Les nerfs ayant conſervé une grande irritabilité, l'approche des odeurs, la préſence d'une bile âcre dans les premières voies (diſpoſition à laquelle la malade eſt fort ſujette, par de nature de son tempérament fort d'ailleurs & robuste), les peines d'esprit, suffisent pour les rappeler. Elle les éprouve même sans aucune cause extérieure & par la seule disposition de ses nerfs, quand les plaques sont affoiblies, qu'elles ont perdu beaucoup de leur vertu, ou lorsqu'elle néglige pendant quelques jours de les porter. Mais en replaçant l'aimant, & toutes les fois principalement qu'on le renouvelle, elle éprouve constamment, pendant plusieurs jours, un état de bien-être très-sensible & très-marqué. Elle compare ce qui se passe alors en elle dans la région de l'épigastre, sur laquelle elle porte l'aimant appliqué, au mouvement d'une horloge ou d'une pendule que l'on remonte. Depuis près de cinq ans que la dame dont nous parlons fait usage de l'aimant, elle a continué d'éprouver les mêmes effets & le même soulagement. Des plaques aimantées qu'elle a portées quelque temps à la jarretière pour dissiper la foiblesse & l'état de rétraction constante qui s'est conservé à la jambe du côté gauche, n'ont eu aucun succès.

Obs. XXXIV. Au mois de mars de l'annnée 1780, Me. la Baronne de C*** eut recours aux aimans de M. l'abbé Le Noble. Ses maux de nerfs datoient d'une époque éloignée. Pendant sa jeunesse & dès son enfance, il lui étoit arrivé souvent de se trouver mal, & d'éprouver de légères convulsions.

Douze ans auparavant, Me. la Baronne avoit été atteinte d'un dépôt laiteux; & c'étoit principalement depuis cette époque que ses attaques de nerfs s'étoient annoncées d'une manière marquée. Après avoir tenté inutilement plusieurs moyens pour le dissiper, Me. de C*** s'étoit décidée à prendre le remède de feu M. Vess. Elle en continua l'usage pendant six mois. Ses nerfs en furent plus attaqués. Elle substitua à ce remède l'usage des poudres d'Ailhaud, dont elle prit jusqu'à soixante prises : pendant ce temps il n'y eut aucune attaque de nerfs.

En 1777, Me. la Baronne partit pour Saint-Domingue, où elle fut attaquée de la petite-vérole & des plus violens chagrins. Elle perdit dans cette île un époux qu'elle aimoit tendrement. Son voyage par mer, lors de son retour, fut pour elle une nouvelle source des plus grands désagrémens. Lorsqu'elle prit terre, elle étoit réduite à un affoiblissement extrême. La crainte de périr en route, lui fit précipiter sa marche en revenant à Paris. Elle étoit réduite à prendre du café pour soutenir ses forces. Enfin elle arriva exténuée de fatigues énormes & de violens chagrins qui avoient fait reparoître tous les symptômes nerveux dont elle avoit été affectée précédemment.

Me. la Baronne étoit à cette époque dans un état vraiment affligeant. Les maux de nerfs étoient accompagnés de violentes convulſions. Les accès la prenoient ſouvent tous les jours, au moins tous les trois jours. Leur durée étoit le plus ordinairement de cinq à ſix heures. Ils devenoient plus fréquens dans les temps d'orage.

Un grand nombre de remèdes ayant été employés en vain pour les diſſiper, on lui conſeilla de faire uſage des aimans de M. l'abbé Le Noble. Elle ſouſcrivit ſans confiance à ce nouvel eſſai. Quelque temps après, le ſoulagement qu'elle reſſentit lui donna des eſpérances. Le 19 juillet 1780, M^e^. la Baronne ſe trouvoit beaucoup mieux. Elle n'avoit eu, depuis l'application des aimans, que cinq attaques de nerfs, moins longues que celles qu'elle éprouvoit auparavant; encore la dernière avoit été ſollicitée par une vive émotion de l'ame, & n'avoit duré qu'une heure.

Depuis ce temps, les accès ſe ſont éloignés; & maintenant ils paroiſſent réduits au nombre de trois ou quatre par an. Dès le mois de juillet 1781, quatre mois s'étoient écoulés ſans attaque entre deux accès. Ils ont également perdu de leur intenſité. Leur durée eſt de peu de momens; &, pour l'ordinaire, ils ne ſont plus accompagnés de convulſions. On doit obſerver que M^e^. la Baronne a conſervé un grand fonds de ſenſibilité. Des cauſes qui tiennent à cette diſpoſition de l'ame, ſont ordinairement les ſeules occaſions du renouvellement des accès.

Pendant ce long uſage des aimans, on a vu ſurvenir différens effets qu'on pouvoit attribuer à leur action. La garniture magnétique étoit compoſée d'une couronne ou bandeau d'aimant, de bracelets, de jarretières, & d'une plaque pour la région de la poitrine. Après leur application, M^e^. la Baronne paſſa quelque temps ſans éprouver de ſoulagement; les accidens au contraire ſemblèrent redoubler. Elle eut de la fièvre environ pendant quinze jours. Elle ſe plaignit auſſi de maux de tête pendant le temps qu'elle porta le bandeau aimanté. Le mal ceſſa après l'avoir ôté.

Les autres pièces qui reſtèrent en ſituation excitèrent dès les premiers temps une excoriation ſenſible à la peau; & de petits boutons qui ſuppurèrent abondamment, s'élevèrent en grand nombre dans les parties voiſines du lieu de l'application. Au mois de juillet 1781, les plaques avoient laiſſé des empreintes ſenſibles aux poignets. On y remarquoit une légère excoriation ou entamure à la peau, & dans tout le voiſinage une éruption de boutons ſingulièrement reſſemblans à ceux de la gale. Les mêmes effets avoient eu lieu aux plaques des jarretières. Le 4 mars de cette année (1782), M^e^. la Baronne nous apprit qu'environ trois mois auparavant, ayant été très-longtemps ſans avoir d'attaque, & deſirant s'aſſurer ſi elle devoit aux aimans le bien-être dont elle jouiſſoit, elle ôta la plaque du creux de l'eſtomac &

celles qu'elle portoit aux pieds. Huit jours à peine après cet essai, elle fut attaquée d'un violent accès de convulsions qui durèrent pendant six heures. Effrayée & satisfaite de cette épreuve, elle reprit les aimans, & son ancien bien-être s'est rétabli. Maintenant elle n'éprouve de convulsions que très-rarement. Les accès se sont éloignés au point qu'il n'en survient que quand elle a quelque peine cuisante. Les attaques qu'elle éprouve alors sont beaucoup moindres. Depuis trois mois sur-tout il lui est arrivé de perdre connoissance sans avoir la plus légère convulsion.

Obs. XXXV. Me. la marquise de M**. d'A**. avoit été élevée au couvent, où elle avoit pris, avec ses compagnes, beaucoup d'exercice & de dissipation. Rappelée auprès de madame sa mère, que son goût & ses occupations attachoient à la vie sédentaire du cabinet, elle éprouva, en partageant ce genre de vie, quelques altérations dans sa santé. On rejeta sur l'épaississement du sang les accidens qui se manifestèrent, & Me. de M. fut saignée du pied. A l'instant où l'on plaça la ligature, la frayeur la fit évanouir. La plaie étant fermée, elle reprit connoissance; mais peu de momens après, lorsqu'on se disposoit à la mettre au lit, elle fut assaillie de violentes convulsions. Depuis cette époque, elle eut toujours une disposition plus ou moins marquée à éprouver de l'irritation dans les nerfs. Cependant les accès ne se renouvelèrent d'abord qu'assez rarement, & seulement dans la circonstance où quelque indiposition exigeoit qu'on eut recours à la saignée. La frayeur qu'en avoit la malade contribuoit alors beaucoup à les faire naître.

Me. de M. s'étant mariée dix ans après, les attaques de nerfs augmentèrent dans ses grossesses, qui furent traversées par de fréquentes indispositions. La dernière eut sur-tout des suites fâcheuses. La matière laiteuse passa dans le sang, & donna naissance à des accidens que l'on regarda comme le produit d'une humeur rhumatisante. Elle s'étoit fixée sur-tout à la tête, où Me. de M. éprouvoit de violentes douleurs, & sur toute l'étendue de la poitrine, dont les mouvemens étoient gênés au point que la malade se voyoit souvent menacée de suffocation.

Les maux de nerfs furent beaucoup augmentés par la présence de l'humeur étrangère. On eut recours, pour la dissiper, au remède antilaiteux de M. Vess. Ce remède fut infructueux, & ne servit même qu'à irriter davantage les nerfs. L'estomac s'affoiblit en même temps au point de ne pouvoir digérer aucuns alimens. Le petit-lait & le sirop d'orgeat furent pendant six mois la seule nourriture qu'il pût supporter. Un feu dévorant sembloit brûler les entrailles & la poitrine.

Les attaques de nerfs étoient fortes & fréquentes, & les douleurs de tête excessives. Il sembloit à la malade qu'on lui enlevât le crâne. Elle se sentoit en même temps la poitrine serrée à l'excès; & depuis longtemps le sommeil étoit absolument perdu. Les approches de l'orage augmentoient le mal-aise, la frayeur que la malade avoit du tonnerre y contribuant beaucoup. On multiplia les saignées pendant le cours de cette longue indisposition; & l'état de foiblesse, l'agacement des nerfs, les symptômes de la poitrine & les maux de tête prirent la plus grande intensité. Depuis quatre mois, la malade n'avoit pu quitter la chambre ou le lit.

Il y avoit quatre ans que Me. de M. avoit commencé a être ainsi incommodée, lorsque le 14 avril 1779, elle entendit parler des aimans de M. l'abbé Le Noble. Après avoir fait, sans succès, un grand nombre de remèdes, elle se décida facilement à les employer. La première épreuve se fit avec un collier qu'elle appliqua dans un instant où elle éprouvoit les douleurs les plus aiguës, depuis la tête jusqu'au milieu du dos. Une heure environ après cette application, elle se sentit soulagée de la tête & du cou. Frappée de cet effet de l'aimant, & cherchant à s'en assurer davantage, ce soulagement lui fit naître l'idée de glisser le collier le long du dos, où elle souffroit les mêmes maux & la même roideur qu'au cou, & qui lui ôtoient la respiration. Cette épreuve eut le même succès que la première. Les douleurs diminuèrent ainsi que la roideur, & la malade put faire avec aisance différens mouvemens. La respiration se trouva rétablie, ce que, depuis six semaines sur-tout, on n'avoit pu obtenir qu'en ouvrant la veine, encore le soulagement n'étoit que momentané. On remarqua que dès la première nuit, le sommeil fut calme & tranquille. Ce qui contribua sur-tout à rendre cette circonstance frappante, c'est qu'il y eut, pendant la nuit, du tonnerre, & que l'orage exerçoit sur la malade une impression physique, qui, redoublée par la frayeur, l'agitoit vivement & l'accabloit d'un mal-aise inexprimable.

Ce premier succès engagea Me. de M. à porter une garniture d'aimans complette. On lui en appliqua sur la tête, sur la poitrine, aux bras, aux jarretières & sous la plante des pieds. Les accidens s'affoiblirent d'une manière marquée. La respiration devint libre & naturelle, & les maux de tête se dissipèrent. La cause qui les avoit produits ne parut cependant pas être détruite complétement; elle devint au moins mobile; mais quand les douleurs se renouveloient, soit dans leur premier siège, soit dans d'autres parties, on en arrêtoit les progrès par le contact de quelques aimans. En appliquant des pièces aimantées sur les parties souffrantes, on déplaçoit le mal à volonté. On put différentes fois le poursuivre & le chasser de la tête, sur l'épaule, sur toute l'étendue du bras jusqu'au bout des doigts. En cet endroit l'aimant ne pouvoit le faire fuir plus loin. Quand les douleurs de tête se renouveloient, on les faisoit cesser, en appliquant à chaque tempe l'extrémité d'un barreau aimanté. La malade a répété souvent & pu varier elle-même ces épreuves. Quand les douleurs se reproduisoient en quelques parties, elle y appliquoit de ses pièces aimantées en plus ou moins grand nombre, suivant qu'il en étoit besoin pour dissiper les accidens.

La santé se rétablit par degrés & d'une manière assez prompte. Dans les premiers jours du mois de juillet suivant, M^e^. de M. partit pour la campagne, & put faire différens voyages, étant rendue à la société & à son genre de vie ordinaire. Quoique souffrante encore, elle n'eut aucune attaque de nerfs jusqu'au mois d'octobre; mais à cette époque elle éprouva le coup le plus affreux, en perdant en quatre jours un mari qu'elle adoroit. Bientôt les accidens nerveux reparurent; mais à quelque degré qu'ils aient été portés, M^e^. de M. croit être redevable aux aimans qu'elle avoit toujours conservés, de ce que les suites n'en furent pas plus fâcheuses : c'est un témoignage qu'elle croit devoir à la vérité.

Le temps ayant assoupi ses douleurs, M^e^. de M. reprit peu à peu son bien-être. Cependant le traitement magnétique n'ayant pas détruit l'humeur laiteuse dont elle se plaignoit, & n'ayant au plus contribué qu'à la rendre errante & mobile, pour la détruire dans son principe, elle fit l'année dernière le voyage de Barèges, dont elle est très-satisfaite par le bien qu'elle en a retiré. Depuis son retour jusqu'au mois de février dernier, elle n'a eu qu'un seul ressentiment très-léger de ses anciens accidens. Il consista dans un refroidissement général dont elle se sentit atteinte, & qui fut accompagné de claquement de dents, signe qui les lui annonçoit ordinairement.

M^e^. de M. jouit maintenant d'une bonne santé, & continue de porter le serre-tête ou le bandeau magnétique. Elle a quitté, pendant son séjour à Barèges, les autres pièces de l'armure. Les effets qu'elle en a éprouvés ont été constatés par feu M. Gaulard, qui jouissoit de sa confiance. Il certifia par un écrit qu'il remit à M. l'abbé Le Noble, qu'il avoit vu de très-bons effets de l'usage de ses aimans sur des malades attaqués de maux de nerfs, & notamment sur la dame qui fait le sujet de cette observation.

Obs. XXXVI. Mlle. G.... de R...., âgée de quatorze ans & demi, d'une constitution assez délicate, mais vive & spirituelle, ayant des nerfs très-sensibles, étoit sujette depuis quelque temps à des saignemens de nez copieux & fort fréquens, qui cessèrent dans les premiers jours d'octobre de l'année dernière. Peu de jours après, elle eut une esquinancie. Convalescente de cette maladie, elle fut exposée au froid, & assez long-temps. Le lendemain elle eut de la fièvre & des douleurs fort aiguës à la région hypogastrique, le ventre étant tendu & fort douloureux au toucher. On proposa de saigner la malade qui s'y refusa. La fièvre & les autres symptômes persistèrent & s'accrurent, malgré les secours substitués à des saignées nécessaires. On parvint enfin à la décider à se laisser tirer du sang. La fièvre cessa le quatorzième jour. Pendant la convalescence il survint quelques douleurs vagues, qui disparurent par l'usage de remèdes convenables. Il restoit un peu d'ennui, dont on ne vouloit pas voir la source dans le travail de la puberté; &, dans l'espérance de le dissiper, on résolut d'envoyer la jeune personne passer quelque temps à Versailles. Sept à huit jours après son arrivée, elle se plaignit d'une douleur aiguë au pouce de la main droite, avec rougeur & chaleur. Cette douleur fut caractérisée goutteuse (on pouvoit lui assigner pour cause une disposition héréditaire). Elle quitta le premier siège qu'elle avoit affecté, passa à l'intérieur, & produisit des mouvemens convulsifs dans les muscles de la face. La parole devint embarrassée, & la jeune personne n'articuloit plus qu'avec peine. Le bras droit, & progressivement la jambe du même côté, éprouvèrent des convulsions si fortes, que la malade ne pouvoit plus fixer ces membres. Les accidens persistèrent avec quelques légères intermittences. Les parens alarmés ramenèrent leur enfant, à laquelle M. Le Roy, l'un des médecins de MONSIEUR, prescrivit les délayans & les relâchans, tant intérieurement qu'extérieurement. Les mouvemens convulsifs des muscles se modérèrent par degrés; mais il survint une toux nerveuse & fatigante. On craignit qu'elle ne fût occasionnée par les bains; & pour calmer les inquiétudes qu'on marquoit à cet égard, M. Le Roy consentit à ce qu'on en suspendît l'usage. Le quinzième jour de ce traitement, Mlle. G.... put former des lettres. Le même jour il fut arrêté dans une consultation, qu'on travailleroit à décider les règles. Les moyens prescrits à cet effet réveillèrent les mouvemens convulsifs assez fortement pour les faire suspendre. Dans cet intervalle, la famille parut desirer de faire usage des aimans de M. l'abbé Le Noble. M. Le Roy y acquiesça d'autant plus volontiers, que *ce remède*, suivant lui, *souvent palliatif dans les affections nerveuses, & peut-être quelquefois curatif*, loin de nuire à la malade, pouvoit calmer des symptômes qui inquiétoient ses parens. Ces aimans furent employés; & suivant M. Le Roy, qui a bien voulu rédiger cette observation & nous en remettre l'exposé, *ils eurent, dans l'espace de vingt jours, un succès progressif, mais certain.* Mlle. G.... reprit ses occupations ordinaires; elle put pincer la harpe & écrire avec fermeté. Le 2 mars, elle jouissoit d'une bonne santé. Elle conservoit l'usage des aimans, auxquels M. Le Roy avoit pensé qu'il seroit sage de ne renoncer que quand l'éruption des règles l'auroit mise à l'abri du retour des accidens nerveux.

A ces détails que nous avons extraits fidélement de l'exposé (19) que M. Le Roy nous a remis, & dont toutes les circonstances nous ont été confirmées par la malade & sa famille, nous en ajouterons quelques autres que nous avons recueillis en voyant Mlle. G.... à différentes reprises, & qui nous ont paru mériter une attention particulière. Cette demoiselle avoit éprouvé, à l'âge de quatre ans, une attaque de convulsions lors de l'éruption des dents œillères. Avant cette époque & depuis, elle n'avoit jamais eu d'indisposition d'aucun genre, ni d'affections de nerfs. Les douleurs vagues, auxquelles elle étoit sujette, offroient un caractère de mobilité très-singulier. Mlle. G.... se levoit le matin tantôt avec un doigt enflé à une main, tantôt à l'autre. Quelquefois c'étoit aux genoux que l'enflure & les douleurs se manifestoient. On parvenoit à les appaiser avec des cataplasmes de mie de pain & de bière. Depuis le mois de janvier de l'année dernière jusqu'au mois d'octobre suivant, elle avoit grandi d'une manière extraordinaire, & plus de quatre fois autant que chacune des deux ou trois années précédentes. L'indisposition qu'elle avoit essuyée en dernier lieu, s'étoit annoncée dès la fin du mois de décembre. Pendant son séjour à Versailles, rien ne parut l'amuser; elle avoit perdu sa gaieté naturelle. Etant un jour dans les appartemens, elle se trouva mal. Son accident fut assez grave pour frapper un grand nombre de personnes. Le 1er. janvier, elle ne put écrire les lettres d'usage. Il y avoit déja quelques jours que les mouvemens convulsifs commençoient à se faire sentir. Bientôt tout le côté droit du corps parut affecté d'une paralysie ou contraction nerveuse. La malade ne pouvoit se soutenir sur sa jambe qui étoit attaquée de mouvemens convulsifs, & qu'elle traînoit; elle y éprouvoit un sentiment de froid habituel. Le bras & la main du même côté étoient agités de spasmes & de contractions involontaires. Ces mouvemens convulsifs continuoient même pendant la nuit, le sommeil étant calme & profond. Me. G...., qui l'avoit veillée pendant plusieurs nuits, nous a assuré que ces mouvemens étoient alors aussi forts que dans la journée. On doit remarquer qu'ils étoient si violens, que la jeune personne en avoit eu plusieurs fois les bras meurtris. Il lui arriva un jour, en prenant à table une caraffe pleine d'eau, de la jeter sur les personnes qui l'environnoient. La bouteille, dans une

(19) Cet exposé ayant été demandé avec précipitation à M. Le Roy, il n'avoit pu y faire entrer les détails que nous joignons ici, & qu'il nous a confirmés après en avoir pris communication.

violente

violente contraction du bras, lui étoit échappée. Lorſque ces contractions avoient lieu, le bras étoit jeté avec force en dehors; & l'on auroit reçu un coup violent, en ſe trouvant dans la direction de ces mouvemens. Lorſqu'on cherchoit à fixer le bras, les mouvemens convulſifs ſe faiſoient ſentir dans l'épaule; il y en avoit au viſage du côté affecté.

Pendant les premiers bains, les mouvemens convulſifs furent plus violens. Il en réſultoit de fortes contuſions. Le moral étoit profondément affecté, & les facultés de l'eſprit comme ſuſpendues. Quoique le mouvement des doigts ne fût pas abſolument perdu, la malade ne pouvoit s'en ſervir pour enfoncer ou placer une épingle. Elle ſe ſervoit du poignet à leur défaut. Quand elle eſſayoit d'écrire, elle ne pouvoit tracer que quelques caractères fort irréguliers & à peine liſibles. C'étoit la valériane qu'on avoit ordonné pour décider les règles.

Le 8 février on appliqua les aimans, pour leſquels la malade marqua la plus grande répugnance. On lui en mit à la tête, au cou & ſur la poitrine. On joignit à ces pièces des bracelets, des jarretières, & des plaques ſous la plante des pieds. La toux ceſſa dès le premier inſtant de leur application, ainſi que le froid habituel des pieds. Mlle. G.... put, le même jour à dîner, ſe ſervir de ſa main dont elle ne tiroit aucun ſecours depuis ſix ſemaines. Le ſoir, M. Le Roy étant venu, & ayant examiné la malade, il reconnut un changement avantageux. Le pouls étoit moins convulſif, & les mouvemens ceſſés. Après quinze jours de l'uſage des aimans, Mlle. G.... put écrire une lettre ſuivie. Quelques jours auparavant, elle avoit tracé des lettres & écrit quelques lignes; elle put auſſi, vers la même époque, pincer de la harpe & deſſiner en miniature. Le ſamedi 2 mars, nous étant rendus, accompagnés de M. l'abbé Le Noble, auprès de la malade, où ſe trouva M. Le Roy, nous reconnûmes qu'elle jouiſſoit d'une bonne ſanté. Nous la vîmes écrire une lettre bien ſtylée & bien conçue. M^e^. ſa mère nous fit voir des deſſins de ſa compoſition, parfaitement bien finis. Elle nous aſſura qu'elle pinçoit de la harpe avec la force & la légéreté ordinaires. La démarche n'étoit plus gênée. Mlle. G.... avoit repris toute ſa gaieté, & jouiſſoit du libre uſage de ſes facultés. Ce bien-être ſe ſoutient à l'époque où nous écrivons (25 juin), quoique Mlle. G.... ait quitté une partie de ſes aimans.

Obs. XXXVII. Une demoiſelle âgée de trente ans, livrée aux travaux de la campagne, d'une conſtitution robuſte, & paroiſſant jouir d'une bonne ſanté, n'avoit eu dans ſa vie d'autre maladie que l'indispofition fuivante. La caufe qui l'avoit occafionnée eft abfolument inconnue ; on ne l'a pas même pu foupçonner ; mais tels étoient fa marche & fes fymptômes.

Au mois de décembre 1776, étant couchée auprès d'une de fes fœurs, elle reffentit pendant la nuit, entre les épaules, vers les premières vertèbres dorfales, une douleur vive qui la réveilla fubitement. Cette douleur dura peu de temps, & parut fe diffiper en fe gliffant dans les extrémités fupérieures & inférieures du côté droit, qui furent vivement agitées de mouvemens convulfifs pendant l'efpace d'une demi-heure. Alors cette première douleur difparut pour toujours ; mais il lui reprit, dans la même nuit & pendant quinze jours, de nouveaux accès de convulfions. Une faignée faite au pied gauche, une potion purgative & quelques bols altérans, ordonnés par le chirurgien d'un lieu voifin, parurent calmer les accidens. Au bout de dix-huit jours, la malade fe leva & put fortir. Peu de temps après, elle fut reprife de fes accès. Le même chirurgien lui ordonna les bains. Elle en prit quatorze en huit jours, & n'en reçut aucun foulagement. Dans les accès, les convulfions partoient tantôt d'une partie, tantôt d'une autre, quelquefois du bout du pied. La malade reffentoit une pefanteur continuelle à la tête, fur-tout vers le cervelet. Elle buvoit & mangeoit à peu près comme dans fon état ordinaire. Elle ne perdoit point connoiffance dans les accès, feulement elle fe fentoit alors très-foible. Les attaques devinrent par la fuite plus fréquentes & plus graves : tout le corps en fut attaqué. Il y a eu jufqu'à vingt accès par jour : quelquefois il n'y avoit pas entre eux un quart d'heure d'intermiffion. Elle ne pouvoit que refter au lit ; encore couroit-elle des dangers dans cette fituation, par la violence des mouvemens dont elle étoit agitée.

Le 29 mai 1777, elle fit ufage des aimans de M. l'abbé Le Noble. On lui appliqua, près des poignets, à la partie inférieure des avant-bras, des bracelets d'acier aimanté. Auffitôt après leur application, les accès convulfifs diminuèrent & s'affoiblirent journellement ; ils devinrent moins forts, moins fréquens, & difparurent totalement au bout d'environ dix-huit jours. Au 29 janvier 1778, ils ne s'étoient point renouvelés. La malade paroiffoit & fe croyoit parfaitement guérie. Elle avoit encore confervé pendant deux mois les bracelets en fituation, après la difparition des mouvemens convulfifs ; depuis elle les avoit portés dans fa poche.

La D^lle^. Catherine B***, demeurant alors chez fon père, laboureur en la paroiffe de Breauté, au pays de Caux en Normandie, eft la perfonne qui fait le fujet de cette obfervation. Le bruit de fa guérifon s'étant répandu dans le canton, M. & M^e^. de Durdan, demeurans à Bernières, chargèrent un homme de l'art de prendre des informations à ce sujet. Le rapport que le S^r. Campion l'aîné, médecin-vétérinaire bréveté du Roi, crut devoir rédiger, contient les signatures du père, de la mère, des frères & sœurs de la malade, du curé du lieu, du syndic, & d'autres personnes notables de la paroisse. Ce rapport d'ailleurs est dûment légalisé.

Par une lettre du 29 avril 1781, écrite de Durdan par Fauville en Caux, M^e. de Durdan confirmoit la guérison parfaite de la D^lle. B***. Cette fille demeuroit alors à Nointot près Bolbec. C'étoit par le conseil de M^e. de Durdan qu'elle avoit fait venir, du dépôt de M. l'abbé Le Noble à Paris, les bracelets magnétiques qu'elle avoit portés plusieurs mois, & quittés comme nous venons de le dire, se trouvant guérie. Depuis cette époque, elle annonçoit qu'elle n'avoit eu qu'une seule attaque très-légère de ses tremblemens, qui s'étoient passés avec le secours des bracelets qu'elle avoit appliqués de nouveau pendant environ un mois. Il y avoit alors deux ans qu'elle ne les portoit plus, n'ayant éprouvé aucuns accidens.

Obs. XXXVIII. M^e. la comtesse de B...... étoit attaquée depuis long-temps d'une toux violente. Elle avoit plusieurs fois craché du sang; & la fièvre lente étoit établie, avec un degré de maigreur très-médiocre encore, mais des sueurs constantes. Ses règles, quoique diminuées, paroissoient tous les mois. Dans le cours de février, après des chagrins & des contradictions de toute espèce, elles manquèrent, & ne parurent plus. En leur place il lui prit des convulsions très-vives & très-violentes dans toutes les parties extérieures. La tête étoit très-douloureuse & l'imagination exaltée. Dans ces circonstances, on employa l'aimant, & avec un tel succès, que dès le soir même elle dormit. Ses convulsions cessèrent. Elles se réveillèrent le lendemain. On eut de nouveau recours à l'aimant, qui présenta les effets suivans. En chargeant une partie d'aimant, cette substance sembloit chasser la convulsion de la partie, & même la faire porter sur d'autres; ensorte que la somme totale de la convulsion parut la même. L'aimant ne détruisoit point ainsi la convulsion; mais il la détournoit sans la faire cesser. Il est arrivé de porter la convulsion de la tête sur les parties inférieures, en chargeant la tête d'aimant. C'est-à-dire l'aimant ôtoit la convulsion de la tête; mais il en paroissoit sur des parties qui n'en avoient point été affectées. On observa cet effet pendant plus de trois semaines; mais le marasme & les symptômes augmentant, il disparut. L'aimant cependant faisoit encore cesser les froids irréguliers ordinaires dans cette situation. Il ne les faisoit cesser que sur les parties auxquelles il étoit appliqué, & n'avoit aucun effet sur celles qui étoient éloignées.

Me. de B...... avoit éprouvé, pendant le cours de sa maladie, un froid habituel aux pieds, qui l'avoit obligée à se servir d'une boule d'étain jour & nuit. Dès la première nuit, elle put s'en passer; & depuis, elle ne s'en servit plus. Il s'établit aux pieds une transpiration sensible. Ces effets de l'aimant ont été observés & suivis par M. Lorry, sous les yeux duquel M. l'abbé Le Noble en fit l'application.

Epilepsie (20).

OBS. XXXIX. Mlle. A**, demeurant, l'année dernière rue Aubry-Boucher, maintenant rue Bourg-l'Abbé au coin de la rue aux Ours, chez le Sr. Le Duc, doreur; âgée de quarante-deux ans, d'une constitution très-délicate, & née d'une mère épileptique, devint sujette, vers l'âge de quatorze ou quinze ans, à de violentes attaques de convulsions. Elles s'annonçoient par des roidissemens dans les bras & les jambes. Bientôt la malade perdoit connoissance, & elle étoit agitée, pendant quatre ou cinq heures, de violens mouvemens convulsifs. A la suite d'un de ces accès, elle eut pendant vingt jours la vue dérangée. Après une autre attaque non moins violente, elle resta alitée & privée de la parole pendant trois jours, au bout desquels, étant tout-à-coup attaquée d'un nouvel accès, elle recouvra la voix, & put articuler comme auparavant.

Mlle. A** avoit fait un grand nombre de remèdes pour adoucir sa situation. On l'avoit traitée long-temps par les adoucissans & les délayans. Un chirurgien l'avoit saignée vingt-huit fois du pied, environ huit fois par année. Un autre l'avoit purgée plus de quarante fois.

Le mal, loin de céder à de pareils remèdes, avoit toujours fait de nouveaux progrès. Les attaques se répétoient souvent jusqu'à trois fois par semaine. Affoiblie par l'ancienneté de la maladie, par la violence extrême & la grande fréquence des accès, la Dlle. A** tomba dans une sorte d'anéantissement accompagné de taciturnité, & de tous les signes d'une imbécillité apparente. Elle devint absolument incapable de toute espèce d'application, & d'exercer son métier qu'elle avoit encore assez bien fait jusqu'alors.

Ce fut dans cet état qu'elle eut recours à M. l'abbé Le Noble, qui lui fit appliquer les aimans au mois d'août 1778. Aussitôt après leur application, le mal commença à se calmer, d'abord insensible-

(20) Voyez sur ce point *Paracelse* & M. *Mesmer*, les observat. de M. *Unzer*, les observat. 1re. & 2e. du Dr. *Heinsius*, l'observ. de M. *Achille Mieg*, celle de *Mantoue*, l'obs. 1re. de M. *Filliet*, pag. 129 de M. *De Harsu*; 2 observ. de M. *Mesmer*, insérées dans la *Gazet. de Schaffouse*, novembre 1775.

ment. Dans l'espace de trois mois, tous les accidens furent complétement dissipés; & depuis cette époque jusqu'à ce jour, ce qui forme un espace de quatre ans, ils ne se sont point renouvelés.

La Dlle. A** jouit maintenant d'une bonne santé; elle a repris son métier de couturière en linge, dont elle s'occupe comme avant son indisposition. Les règles n'ont jamais eu un libre cours. Elle est affectée depuis très-long-temps d'une surdité qui n'a éprouvé aucune diminution pendant l'usage des aimans.

Toutes les fois qu'on a renouvelé les garnitures, la malade a senti constamment que les aimans travailloient avec plus de force, sur-tout à la tête. Elle ressent alors pendant quelques jours un nouveau bien-être. Elle n'a point encore cessé d'en faire usage. Elle assure avoir éprouvé plus de liberté du ventre depuis leur application.

Obs. XL. Mademoiselle.... âgée d'environ trente-huit ans, d'un tempérament sanguin, très-vive & très-sensible, éprouva pour la première fois, à l'âge de dix-neuf ans, des mouvemens de spasme & des attaques épileptiques. Les premiers revenoient plusieurs fois dans le mois. Les attaques étoient plus rares. Ses règles avoient paru dès l'âge de quinze ans avec facilité; elles n'ont jamais été interrompues depuis. Vers l'âge de vingt-cinq à vingt-six ans, les accidens fâcheux qu'elle essuyoit cessèrent jusqu'à sa trente-quatrième année. Elle eut, dans cet intervalle, la petite vérole dont elle se tira heureusement, quoiqu'elle fût confluente. Ses souffrances se sont renouvelées depuis quatre ou cinq ans, sans qu'elle puisse assigner aucune cause à ce retour. Elles sont de plusieurs espèces. Les plus fréquentes sont des douleurs très-aiguës dans toutes les parties du corps, sur-tout aux jointures. Quelquefois ce sont des tremblemens de tous les membres, qui durent peu; mais ils sont ordinairement les avant-coureurs de quelque attaque épileptique. Elle a froid habituellement, & se chauffe même pendant la canicule. Elle sent dans l'aine gauche, vers la partie supérieure, une douleur avec un gonflement habituel; l'un & l'autre augmentent quelquefois, & cette augmentation annonce les règles ou les souffrances. Elle mange peu, & éprouve souvent des dégoûts très-longs pour les alimens. Les attaques épileptiques sont toujours précédées & accompagnées de dureté & de sensibilité à la matrice. Elles ont insensiblement un peu altéré ses facultés intellectuelles. Elle étoit née avec beaucoup d'esprit, une imagination très-féconde & une mémoire très-heureuse. Quand on suit sa société pendant quelque temps, on s'apperçoit que ses idées n'ont plus autant d'ordre ni de netteté dans certains jours que dans d'autres; sa diction n'est plus la même; elle est portée habituellement à la mélancolie, quoiqu'elle supporte ses maux avec patience & courage. Elle a eu des alternatives d'embonpoint considérable & de maigreur, depuis l'époque de ses premières attaques. Son ventre se bouffit & se météorise depuis quelques années pendant plusieurs mois. Cet accident se dissipe ensuite de lui-même, & quelquefois tout-à-coup. Elle a eu des fleurs blanches très-abondantes, sans que ses maux en aient été soulagés. Elle a aussi supporté des vomissemens habituels, sans en éprouver aucun avantage. On doit enfin ajouter à ce tableau, qu'elle dort très-peu. Il faut nécessairement que son sommeil ne soit point interrompu ; & si à son premier réveil elle ne sort pas du lit, & qu'elle se rendorme, elle est assurée d'avoir des convulsions dans la journée. Pendant long-temps elle s'est plainte d'un tremblement dans les mains, lorsqu'elle écrivoit ou qu'elle faisoit quelque travail.

Elle a eu recours successivement à tous les remèdes que la médecine emploie contre de pareilles maladies, & n'en a retiré aucun soulagement. Plusieurs ont irrité ses maux, & ont rendu ses attaques plus fortes & plus fréquentes. Les aimans appliqués par M. l'abbé Le Noble pendant l'hiver dernier, ont produit les effets dont on va rendre compte. Ils lui donnoient de légères défaillances qui étoient continuelles, sans qu'elle perdît connoissance. Elle ne les éprouvoit point auparavant, & elles ont cessé aussitôt que les aimans ont été retirés. Ils avoient fait disparoître les tremblemens des mains. Elle s'en servoit avec plus de sûreté. Il parut des boutons rouges, avec des excoriations aux poignets, que M. de Brieude, correspondant de la Société royale de Médecine, auteur de cette observation, n'attribuoit qu'à l'action mécanique de l'aimant appliqué sur ces parties, & qui n'étoient que l'effet de ses frottemens. Dès que la malade les eut portés pendant quinze ou vingt jours, il survint des attaques épileptiques très-violentes, & plus fortes qu'elle n'en eût jamais éprouvé ; ce qui la détermina à les quitter. Elle ne but depuis que de l'eau de veau en boisson ordinaire, avec une pinte de petit-lait chaque matin. Le 11 mars 1782, il y avoit plus d'un mois qu'elle ne souffroit presque aucun accident.

OBS. XLI. La D^e. M** étoit devenue épileptique depuis six ans, à l'occasion d'une frayeur violente qu'elle avoit éprouvée dans le moment des règles qui n'en avoient point été supprimées : elle avoit fait différens remèdes. Les bains & l'application de la glace sur la tête avoient calmé l'épilepsie pendant deux mois, au bout desquels elle s'étoit renouvelée à la suite d'un violent chagrin. A cette époque, il y avoit eu suppression des règles : en leur place il s'étoit déclaré un écoulement en blanc, que dans la suite les règles avoient remplacé ; mais elles n'étoient revenues qu'imparfaitement.

Les attaques épileptiques ne se manifestoient que pendant la nuit & jamais le jour, à moins que l'ame n'eût été vivement affectée. La malade étoit trois ou quatre nuits sans avoir d'accès; elle en avoit ensuite pendant huit nuits sans interruption. Les accès alors étoient violens, & se répétoient souvent plusieurs fois dans les mêmes nuits; ils étoient suivis d'un violent mal de tête. La mémoire des choses récentes étoit affoiblie. Le souvenir des événemens passés depuis long-temps subsistoit dans toute son intégrité.

Tel étoit l'état de la D^e^. M** le 19 septembre 1777, lorsque, de l'avis de M. Mauduyt, qui suivoit alors les effets de l'aimant, M. l'abbé Le Noble lui fit appliquer une garniture composée de deux bracelets, d'un bandeau ou serre-tête, d'un collier, & d'une plaque pour la région de la poitrine. Le 29 septembre, dix jours après leur application, la malade n'avoit eu d'attaque qu'une seule nuit. Cette attaque avoit été unique, mais violente. Elle avoit eu lieu du 27 au 28, jour où les règles s'étoient déclarées. Dans ces circonstances, la malade étoit gravement attaquée les trois nuits qui précédoient l'éruption. Il faut observer que le 19, il y avoit trois nuits que M^e^. M** n'avoit eu d'accès; ainsi elle auroit dû, suivant la marche ordinaire de la maladie, avoir huit nuits pendant lesquelles elle en auroit été attaquée. Elle se trouvoit alors plus gaie. La mémoire paroissoit légèrement affermie. Elle s'étoit rappelée des époques dont elle n'auroit point eu de souvenir dans un autre temps. On lui trouvoit l'extérieur plus calme & plus serein. Sa vue, qui s'affoiblissoit aisément le soir, étoit plus forte & se fatiguoit moins. M. l'abbé Le Noble fut d'avis d'ajouter des jarretières aimantées, & en laissa à la malade pour s'en servir.

Du 28 septembre au 3 octobre, il n'y eut point d'accès. Pendant les trois nuits suivantes, elle en eut cinq; deux pendant la première, un dans la seconde, deux pendant la dernière. Ceux-ci furent très-violens, & accompagnés deux fois d'écoulement involontaire des urines. Du 6 au 13, il y eut des accès chaque nuit: on doit en excepter la nuit du 7. Pendant cette nuit & la journée qui l'avoit précédée, la malade avoit été tremblante & avoit beaucoup sué. Depuis quatre ou cinq jours, on avoit ajouté à la garniture une suite d'aimans qui descendoient depuis la première vertèbre dorsale jusqu'au sacrum.

L'action des aimans paroissoit, à cette époque, avoir eu moins d'effet à mesure qu'on s'étoit plus éloigné du temps de leur application: mais on doit remarquer que, dans cet intervalle, les règles étoient survenues; qu'elles n'avoient paru que foiblement, & que le temps avoit été souvent variable & humide, circonstances dans lesquelles la malade étoit naturellement toujours plus incommodée. D'ailleurs, outre son incommodité habituelle, M^e. M** avoit depuis quelques jours une fluxion & des douleurs rhumatismales lancinantes, qui cessoient & reprenoient par intervalles. La disposition à la mélancolie, dissipée pendant les douze premiers jours, étoit revenue au même point où elle étoit avant l'usage de l'aimant. La mémoire qui s'étoit également affermie, s'affoiblissoit & retomboit dans l'état primitif. Au reste la malade restoit moins sensible qu'avant l'application des aimans, au bruit qu'elle entendoit; & de ce côté-là, le mieux se soutenoit au même degré.

Du 13 au 15, M^e. M** passa deux nuits sans accès; la suivante il y eut une attaque. Le 17, son mal, au lieu de l'atttaquer la nuit, la prit foiblement pendant la journée. Six jours ensuite, du 17 au 22, se passèrent sans accident. Les accès se renouvelèrent les quatre nuits suivantes. La malade ne continua pas plus long-temps l'usage des aimans.

Cependant elle avoit éprouvé, depuis leur application, un amendement sensible. Les accès avoient d'abord été calmés pendant douze jours. Ils avoient ensuite reparu; mais depuis leur retour, ils étoient de moitié moins fréquens : car du 13 (octobre) au 26, ce qui comprend treize jours, M^e. M** n'avoit éprouvé son mal que cinq fois dans cinq nuits différens, dont quatre de suite; & dans une de ces nuits, il y avoit eu deux accès. Une foible attaque s'étoit déclarée dans la journée du 17. Cependant, d'après la marche ordinaire de la maladie, en supposant quatre nuits bonnes, il y en auroit eu neuf de mauvaises, au lieu qu'il ne s'en est passé que cinq; de plus, au lieu d'un ou de deux accès par nuit, la malade en éprouvoit trois ou quatre.

D'ailleurs, outre que les accès étoient plus rares, ceux qu'elle éprouvoit étoient moins longs & moins violens. Lorsqu'elle en étoit attaquée, le mal revenoit sept ou huit nuits de suite; au lieu que depuis l'usage des aimans, il n'a jamais continué dans son plus fort que pendant quatre nuits. La mémoire, suivant le rapport de la malade, n'étoit pas meilleure; mais le mal-aise, les accès de mélancolie, la foiblesse de la vue, les tressaillemens à un bruit inopiné, accidens ordinaires & suites constantes des accès, étoient les uns notablement diminués, les autres dissipés depuis trois semaines; il y en avoit six que les aimans avoient été appliqués.

Obs. XLII. Le 20 avril 1779, le S^r. Aubé, lieutenant de M. le premier chirurgien du Roi à Vernon, fut appelé pour voir le fils du nommé B.... cabaretier de cette ville, demeurant paroisse Notre-Dame. L'enfant,

L'enfant âgé de neuf à dix ans, éprouvoit alors un violent accès d'épilepsie, accompagné de tous les accidens qui caractérisent ce genre de maladie, tels que les déjections involontaires des urines & des matières stercorales. Après différentes questions, le S[r]. Aubé, ayant appris qu'il y avoit eu déja de pareilles attaques, proposa au père de l'enfant les moyens indiqués en pareil cas pour les mettre en usage. Mais celui-ci paroissant décidé à employer les aimans de M. l'abbé le Noble, M. Aubé y souscrivit; & il rapporte que le 31 août de la même année, ce qui formoit un espace de quatre mois dix jours, l'enfant n'avoit éprouvé aucun accès. Ces faits sont constatés par un certificat du S[r]. Aubé, dans lequel il prononce qu'on ne peut attribuer ce soulagement qu'à l'action des aimans.

L'enfant continua d'être exempt de toute rechute jusqu'au moment de sa mort, qui n'eut lieu qu'après un an révolu depuis l'application des aimans, & qui fut occasionnée par une chute qu'il fit de huit à dix pieds de haut. Il étoit devenu épileptique à la suite d'une frayeur qu'il avoit éprouvée au mois de février 1779. Les attaques s'étoient répétées plusieurs fois dans l'espace d'environ trois mois qui s'écoulèrent avant la visite du S[r]. Aubé. Depuis cette époque, l'enfant n'eut point d'accès pendant un an.

Obs. XLIII. Guigard, âgé de sept ans & demi, grand & robuste pour son âge, avoit essuyé pendant cinq semaines une fièvre continue. Convalescent depuis huit jours de cette maladie, il éprouva successivement, en douze ou quinze heures, deux saisissemens violens, à la suite desquels il tomba dans des convulsions qui durèrent toute la nuit. Elles cessèrent vers le matin; mais l'enfant demeura sans parole, privé de l'usage de ses sens, & paralysé de la moitié du corps du côté droit : cet état dura pendant trois semaines. Guigard ayant recouvré au bout de ce temps la parole & l'usage de ses sens, on reconnut qu'outre les maux dont nous venons de parler, il avoit encore perdu la raison dont il avoit joui jusqu'au moment des convulsions dans le degré ordinaire aux enfans de son âge. Au bout de cinq semaines, à dater du premier instant de son accident, la bouche étoit redressée & revenue à son état naturel; mais le bras & la jambe n'avoient encore éprouvé aucun changement. Il ne donnoit aucun signe d'intelligence, quoique cependant il n'eût rien dans la physionomie de ce qui a coutume d'annoncer l'imbécillité. Le goût paroissoit être en lui sans action; on avoit employé les bains & les potions anti-spasmodiques.

Tel étoit l'état de Guigard, lorsque le 24 septembre 1777, sa mère le présenta à M. Mauduyt. Il fut soumis à l'électricité, dont il prit une séance chaque jour jusqu'au 6 novembre, & treize seulement depuis ce temps jusqu'au 5 février de l'année suivante, qu'il cessa de venir. A cette époque il parut guéri complétement de sa paralysie.

Cependant Guigard, rétabli quant aux mouvemens, n'avoit rien gagné à la fin de son traitement du côté des facultés intellectuelles; non-seulement il paroissoit idiot & stupide, il étoit encore sujet, au moindre bruit qu'il entendoit inopinément, à être frappé d'un saisissement subit. Il pâlissoit, chanceloit, lâchoit quelques gouttes d'urine, & revenoit en un instant dans son état naturel. Ces symptômes ayant fait craindre qu'il ne devînt épileptique, M. Mauduyt fut d'avis de cesser de l'électriser. Il lui fit faire usage de l'infusion de feuilles d'oranger : ce moyen fut inutile. On voulut employer la racine de valériane; mais la saveur désagréable de cette plante fut cause qu'on ne put s'en servir pour cet enfant, en qui le sens du goût avoit repris toute son activité.

Pendant l'année, Guigard continua d'être sujet à ses frayeurs qui le faisoient tomber dans une sorte de stupeur qui duroit peu de temps, à peine une minute. Il s'y joignit de légers symptômes épileptiques qui varioient pour le temps où ils avoient lieu, la fréquence & la manière dont ils se manifestoient. Pour les dissiper, on eut recours aux aimans, qui furent appliqués par M. l'abbé Le Noble.

Le 10 janvier 1779, la mère de Guigard apprit à M. Mauduyt que les aimans avoient arrêté ses frayeurs pendant le jour; mais qu'il lui étoit survenu des accès la nuit, plus longs que dans le temps où pendant la journée il éprouvoit ses frayeurs. M. Mauduyt ayant jugé sur ce récit que les aimans n'opéroient pas avantageusement, puisqu'en changeant les accès d'heure ils en prolongeoient la durée, ils furent retirés. L'enfant redevint sujet à tomber sans cesse à la renverse au moindre bruit imprévu qu'il entendoit, & l'on prit le parti de replacer les aimans.

A l'époque du 2 juin, les symptômes épileptiques dont le malade étoit attaqué, ne duroient pas deux minutes; & depuis trois mois ils ne s'étoient renouvelés que trois fois. On avoit de plus remarqué que depuis la nouvelle application des aimans, l'enfant avoit été une seconde fois délivré de ses saisissemens. Comme il étoit propre à être soumis à des expériences, étant incapable de feindre, M. Mauduyt s'appliqua à constater ces effets singuliers que l'aimant sembloit présenter. Il ne se contenta pas du récit des parens; il se rendit chez eux, & s'assura par lui-même de la vérité, en cherchant à effrayer inopinément l'enfant, & le trouvant ou ne le trouvant pas susceptible de l'être, suivant qu'il portoit ou qu'il ne portoit pas les aimans.

Les ſymptômes épileptiques, qui à l'époque du 2 juin avoient paru diminués, augmentèrent par la ſuite. Les attaques devinrent plus marquées ; elles furent accompagnées de convulſions, d'écume à la bouche & de chutes violentes, dans leſquelles il arriva pluſieurs fois que le malade ſe fit à la tête de fortes contuſions. On prit la précaution de lui faire porter des bourrelets fort épais ; mais les chutes continuant d'avoir lieu, il en réſultoit toujours, malgré ce ſecours, de violentes commotions du cerveau. On attribua à cette cauſe l'augmentation des accidens, contre leſquels l'aimant ne parut plus avoir d'efficacité.

Obs. XLIV. Le nommé Pierre F......, compagnon menuiſier, demeurant fauxbourg Saint-Martin, paroiſſe Saint-Laurent, âgé d'environ trente-ſix ans, & d'une aſſez bonne conſtitution, étoit depuis ſix ans attaqué d'épilepſie. Cette indiſpoſition s'étoit annoncée par un aſſoupiſſement habituel qui avoit duré environ dix-huit mois, & précédé tout accès. Le premier qu'il éprouva ſe manifeſta par une ſenſation extraordinaire qui s'étendit le long du bras juſqu'à l'aiſſelle du côté gauche, & fut accompagnée de ſuffocation. Cet accident, qui ſe répétoit à chaque minute, dura pendant deux jours, & ne fut point ſuivi de perte de connoiſſance : trois mois après, il ſurvint un ſecond accès. Dans celui-ci, la ſenſation commença au bout des doigts de la main gauche ; elle monta à la tête du même côté, & le malade tomba auſſitôt privé de ſentiment. Depuis ce moment il lui étoit reſté un engourdiſſement dans la main gauche, dont il ſe reſſent encore. Tous les accès qui ſe ſont ſuccédés par la ſuite, ont commencé par cette main, un ſeul excepté, qui, il y a quatre ou cinq ans, prit par le côté, & parcourut toute la moitié du corps. Dans cet accès, lorſque le mal fut deſcendu dans la jambe, le malade éprouva une vive douleur de crampe aux doigts du pied, & dans ce moment il tomba privé de connoiſſance.

Les attaques ſe renouveloient le plus ſouvent tous les deux ou trois mois environ, & telle étoit leur marche ordinaire. Elles s'annonçoient par des mouvemens plus ou moins violens vers la baſe de la première phalange du doigt index, du côté de la paume de la main. Ces mouvemens, toujours accompagnés de douleur, parcouroient l'avant-bras, le bras, l'épaule, & ſe portoient à la tête du même côté. Une douleur vive ſe faiſoit ſentir en ce moment au deſſus de l'œil, & dans l'inſtant le malade tomboit, jetant un cri violent & éprouvant une douleur générale, comme s'il ſe fût ſenti écraſer. Il reſtoit dans cet état pendant quelques heures, privé de connoiſſance. Il n'éprouvoit pas de mouvemens convulſifs dans les parties extérieures ; ceux de la main & du bras ceſſoient même en ce moment ; il reſtoit plutôt immobile & comme anéanti. Lorſque le mal s'étendoit depuis les doigts jusqu'à la tête, la main, l'avant-bras & le bras ſucceſſivement, devenoient violets. Le malade préſume que les autres parties qu'il ne pouvoit voir du même côté & la moitié de la face, ſe couvroient de la même couleur. Les veines de la main étoient gonflées en deſſus, vers l'endroit d'où le coup ſembloit partir dans l'accès, & l'engourdiſſement de cette main étoit alors ſur-tout plus remarquable.

Chaque accès ordinairement prenoit une durée de ſept à huit jours, pendant leſquels il ſurvenoit un grand nombre d'attaques, quelquefois au nombre de quatre ou cinq par jour : une ſeule faiſoit perdre connoiſſance au malade. Cette attaque, la plus grave de toutes, ſe trouvoit vers la moitié du temps que duroit chaque accès, & du nombre des attaques multipliées dont il étoit comme compoſé. Le malade l'attendoit toujours avec une ſorte d'incertitude, quoiqu'elle eût ainſi une détermination conſtante. Elle étoit précédée & ſuivie d'accès plus ou moins légers, qui ne donnoient pas lieu à l'anéantiſſement. Ces légers accès alloient d'abord en augmentant progreſſivement, les premiers ne conſiſtant qu'en une ſorte de tremblement convulſif des doigts de la main affectée, les plus voiſins de l'index. Ces mouvemens devenoient par la ſuite plus conſidérables & ſe répétoient plus ſouvent; ils prenoient auſſi plus de durée & d'étendue, & ainſi ſucceſſivement juſqu'à l'accès où la connoiſſance ſe perdoit. Les attaques s'affoibliſſoient enſuite graduellement à peu près comme elles avoient augmenté.

Quelquefois il arrivoit, mais rarement, que la perte de connoiſſance avoit lieu pluſieurs fois dans l'accès qui en étoit accompagné. Les mouvemens convulſifs alors revenoient ſur le champ dans les doigts, dès que le malade avoit repris ſes ſens. Dans un accès, il retomba quatre fois ainſi dans l'anéantiſſement. La perte de connoiſſance duroit depuis un quart d'heure, juſqu'à deux & même trois heures. Il ſembloit au malade, lorſqu'elle avoit lieu, que tous ſes nerfs ſe roidiſſoient avec violence; il reſſentoit de grandes douleurs, comme ſi on lui eût rompu les membres. Ce ſentiment n'affectoit que le côté gauche, & le malade ſentoit diſtinctement ſon corps comme partagé en deux parties ou moitiés latérales, dans la direction rigoureuſement juſte du raphé, que M. de Bordeu a ſi bien décrit après quelques auteurs. La ligne de ſéparation étoit prolongée par le milieu de la verge, du périnée & des feſſes, par le milieu de la face & du nez, dont une narine ſe roidiſſoit, l'autre reſtant dans l'état naturel.

Le malade n'a jamais pu ſoupçonner la cauſe à laquelle il devoit attribuer ſon indiſpoſition. Aucune perſonne de ſa famille, quoiqu'elle ſoit nombreuſe, & qu'il ait ſix frères & des ſœurs, n'eſt attaquée d'épilepſie. En ſe rappelant différentes circonſtances qui ont accompagné ou précédé ſon mal dans ſon origine, F....... nous a appris qu'étant un jour parti de grand matin pour faire une route d'environ huit lieues, & n'ayant auparavant rien reſſenti qui pût l'indiſpoſer, il ſe trouva tout-à-coup ébloui ; il lui ſembloit qu'il ne pouvoit plus lever les jambes : il ſe repoſa, & but un verre de vin. L'éblouiſſement ſe diſſipa au bout d'une demi-heure : le premier accès eut lieu trois ſemaines après. F...... ne nous a point auſſi laiſſé ignorer l'état de gêne auquel il s'étoit réduit pour ſubvenir à l'éducation d'un de ſes frères qu'il ſoutenoit au collège ; il s'étoit privé d'une partie de ſa nourriture, & il avoit ſouvent ſouffert de la ſoif. Quant à la difficulté qu'il éprouvoit dans la flexion du doigt index, elle ne lui étoit ſurvenue, au moins il ne l'avoit reſſentie qu'à la ſuite du premier accès. Il ſemble qu'il y ait une ſorte de corde qui ſe tend & ſe détend difficilement dans les mouvemens de flexion & d'extenſion de ce doigt. Il y a lieu de croire que le tendon du fléchiſſeur, dans ſon paſſage ſous la gaîne qui l'aſſujettit vers la baſe de la première phalange, éprouve quelque obſtacle, comme s'il portoit un léger nodus ou ganglion qui ſeroit d'ailleurs inſenſible au toucher.

Le malade avoit été traité, en différens endroits, par pluſieurs médecins & chirurgiens inſtruits. Un grand nombre de remèdes ne lui avoient procuré aucun ſoulagement. Les bains, l'émétique répété pluſieurs fois, les poudres tempérante de Stahl & de Guttete, & les différens anti-ſpaſmodiques, avoient été preſcrits en vain. Le mal faiſoit de nouveaux progrès malgré ces ſecours. La tête s'affoibliſſoit de plus en plus. F...... ſentoit un bandeau continuel ſur les yeux; il ne pouvoit fixer aucun objet pendant quelque temps, & il ſe trouvoit incapable de travailler. Ce fut alors que, convaincu de l'inutilité des remèdes pour améliorer ſon état, & deſirant ardemment de s'en délivrer, il réſolut de ſe faire amputer le doigt dans lequel il préſumoit que la cauſe de ſes accès avoit ſon ſiège. L'un de nous (M. Andry), qu'il conſulta ſur cette réſolution, crut devoir l'en détourner. On lui preſcrivit un nouveau traitement, pendant lequel il porta les aimans de M. l'abbé Le Noble. Les remèdes principaux qui lui furent conſeillés, conſiſtèrent dans les amers anti-ſpaſmodiques les plus efficaces, variés ſous toutes les formes, & des frictions aux jambes avec la teinture de cantharides.

Neuf mois ſe paſſèrent ſans qu'il fût revenu d'accès ; & le malade, penſant que c'étoit aux remèdes qu'il devoit attribuer le ſoulagement qu'il éprouvoit, ceſſa de porter les aimans. Peu de temps après les avoir quittés, il fut pris d'une attaque ; elle ſe manifeſta, comme à l'ordinaire, par des accès répétés pendant huit jours. L'un de ces accès, le plus fort de tous, lui fit perdre connoiſſance. Cette attaque eut lieu vers la Pentecôte, en 1779. Il eut promptement recours aux aimans; & pour s'aſſurer de leur efficacité, il ceſſa tout uſage de médicamens. Les accidens ne reparurent pas pendant plus de deux ans. Au mois d'octobre dernier (1781), ſon état étoit ſenſiblement amélioré; il jouiſſoit alors de la meilleure ſanté; ſa tête & ſa vue s'étoient raffermies. Il étoit délivré d'une démangeaiſon qu'il éprouvoit ſur les épaules; cependant la main gauche étoit reſtée engourdie, & les mêmes difficultés perſiſtoient dans la flexion du doigt index.

Quelques mois auparavant, & dans le cours du printemps, F...... avoit éprouvé, pendant pluſieurs nuits de ſuite, une émotion qui lui avoit fait craindre de retomber. Peu de momens après s'être couché, il reſſentoit de la ſuffocation, comme s'il eût eu un poids conſidérable ſur la poitrine; il éprouvoit en même temps une impreſſion de froid par-tout le corps. Dans le même inſtant il ſe ſentoit foible, ſa tête ſe chargeoit; & craignant d'avoir un accès, il ſe précipitoit hors du lit. Alors les accidens diſparoiſſoient; mais à peine y étoit-il rentré, qu'il en étoit de nouveau ſaiſi. Il ne les éprouvoit au reſte qu'étant couché dans ſon lit; s'il paſſoit la nuit à dormir aſſis dans un fauteuil, il ne s'en reſſentoit pas : des bains de pieds & quelques clyſtères les firent bientôt ceſſer. Quelque temps avant d'éprouver cette légère révolution, le malade avoit craché un peu de ſang pendant environ un mois.

Le 7 octobre dernier, F...... vint faire renouveler la garniture. Il nous annonça que depuis quelque temps il travailloit jour & nuit à la nouvelle ſalle de l'opéra. Un travail auſſi pénible ne pouvoit que lui être très-contraire. Il en ſortit le dimanche 28; & la nuit du 30, il eut un accès qui fut ſuivi le lendemain d'un ſecond. Eſt-ce à la fatigue que F...... doit avoir éprouvée par un travail auſſi pénible pendant plus de trois ſemaines; eſt-ce à l'inefficacité du magnétiſme qu'on doit attribuer cette rechute? Les exhalaiſons d'un nombre immenſe d'ouvriers, les vapeurs du plâtre, celles de la peinture, n'ont-elles pas pu contribuer à renouveler les accidens dans un ſujet où toutes les cauſes prédiſpoſantes devoient encore exiſter? Dans le même temps, F...... avoit paſſé treize nuits de ſuite auprès d'un de ſes enfans qui étoit tombé malade. Une obſervation plus eſſentielle encore mérite à ce ſujet quelque attention. F...... s'étoit donné, en travaillant, un coup violent ſur les doigts de la main gauche : l'inſtrument avoit ſurtout frappé le doigt primitivement affecté, & reconnu pour le ſiège du mal; ce doigt avoit reçu une forte contuſion. Lorſqu'il ſe préſenta chez M. l'abbé Le Noble pour changer ſes aimans, il portoit ſur ſon extérieur toutes les marques de l'affoibliſſement que les veilles & les fatigues lui avoient occaſionnées.

A compter de cette époque, les accès ne se sont point renouvelés. F..... a repris son premier état de calme & de bien-être; il s'est écoulé huit mois entiers depuis son dernier accident. Avant l'usage des aimans, il n'avoit jamais passé plus de trois mois sans accès. Les attaques revenoient le plus ordinairement toutes les six semaines; quelquefois elles observoient un intervalle de deux mois : mais il étoit très-rare qu'il s'en passât trois sans les voir renouveler. Lorsque F..... eut commencé à faire usage des aimans, il passa d'abord neuf mois sans accès, jusqu'à l'époque où se croyant guéri par les remèdes qu'on y avoit joins, il crut pouvoir les quitter impunément. Depuis leur nouvelle application, il avoit été, jusqu'à son dernier accident, plus de deux années sans s'en ressentir : maintenant il y a huit mois qu'il n'a rien éprouvé. L'aimant n'auroit-il donc contribué en rien à faire naître ces longs intervalles de calme & de tranquillité?

Obs. XLV. M. Aug.. tondeur de draps, demeurant rue des Gobelins, fauxbourg Saint-Marcel, âgé d'environ cinquante-six ans, avoit toujours joui d'une bonne santé, lorsqu'au commencement de 1779, pendant l'hiver, il fut attaqué de l'indisposition suivante. Il éprouva une nuit, dans la cuisse droite, un mouvement convulsif très-violent qui s'étendit dans tout le côté, dans le bras droit, & qui lui fit faire un bond dans son lit. La jambe étoit en ce moment affectée de vives douleurs de crampes. Cet accident se dissipa; mais il reparut à différens intervalles. Dans les accès qui succédèrent au premier, le mal parut avoir quitté la jambe, & s'être concentré dans le bras. M. Aug.. y ressentoit dans les accès un roidissement des nerfs, qui s'étendoit jusques sous l'omoplate. A ce roidissement succédoient d'abord un léger frémissement, ensuite un tremblement convulsif qui agitoit le bras par des secousses répétées. Ces accès ne duroient que quelques minutes; mais ils se renouveloient un grand nombre de fois dans la journée. Le bras étoit en même temps affecté de vives douleurs.

Le mal s'étoit fait sentir d'abord pendant six semaines; il s'étoit renouvelé vers la Pentecôte. Dans les accès qui eurent lieu à cette époque, M. A. tomba deux fois sans connoissance ; alors le roidissement des nerfs s'étoit porté du bras au cou, à la joue, & jusqu'à l'œil du côté affecté. Le malade croit avoir passé, dans ces accès, une demi-heure sans reprendre ses sens. Il se rendit à l'Hôtel-Dieu, où il prit différens remèdes & les bains tièdes : les mouvemens convulsifs ne cédèrent point à leur action.

Lorsqu'au mois de janvier 1780, M. A. nous fut présenté, il étoit depuis trois semaines repris de ses accès, qui s'étoient renouvelés comme ci-devant. Aucune de ses attaques n'avoit été suivie de perte de connoiſſance. Seulement le malade avoit éprouvé un jour que le roidiſſement des nerfs s'étoit étendu du bras juſqu'au viſage, comme il lui étoit arrivé dans les accès de la Pentecôte ; mais cette attaque n'avoit point eu d'autres ſuites.

Les accès étoient toujours plus forts la nuit & lorſque le malade étoit au lit, que pendant le jour & lorſqu'il marchoit. Il éprouvoit que dans certaines nuits le roidiſſement des nerfs étoit plus conſidérable. Alors il étoit obligé de ſe lever précipitamment, étant menacé dans ce moment de perdre connoiſſance.

M. A. avoit perdu preſque toute diſpoſition au travail ; il étoit dans un état tel que les perſonnes qui le connoiſſoient, & lui-même, étoient perſuadés qu'il ne pourroit jamais reprendre & continuer ſon métier. La crainte de retomber dans le même état qui l'avoit forcé de ſe mettre à l'Hôtel-Dieu, l'inquiétoit vivement. Il ſe ſentoit le bras très-affoibli & fatigué par les ſecouſſes convulſives qu'il y avoit éprouvées, tant elles avoient été fortes & fréquentes pendant le long eſpace de temps qu'il y avoit été ſujet.

Le 11 janvier, M. l'abbé Le Noble lui fit appliquer au cou, à l'épaule, au bras, à la jambe, à la cuiſſe du côté droit, pluſieurs plaques aimantées : une autre fut placée ſur la région de l'eſtomac. Peu de jours après leur application, les mouvemens convulſifs ſe diſſipèrent. Le 19 février ils ne s'étoient pas renouvelés. En levant une chaiſe, M. A. éprouvoit encore, vers l'inſertion du deltoïde, une douleur qui s'étendoit juſqu'à l'articulation du coude. Cette douleur augmentoit quand on preſſoit fortement le bras en cet endroit. Elle étoit accompagnée d'un léger frémiſſement & de démangeaiſon. Le ſommeil étoit beaucoup plus tranquille : cependant il avoit encore été interrompu quelquefois par des treſſaillemens qui n'avoient eu aucune ſuite ; ils avoient été ſeulement accompagnés d'un léger frémiſſement dans tout le côté affecté.

Le 20 février, M. A. reſſentit vers le ſoir une foibleſſe dans la jambe droite, qui le forçoit à la traîner. Le lendemain matin le bras du même côté commença à perdre de ſa force ; cependant M. A. reſta levé toute la journée, pendant laquelle il fit pluſieurs chutes par une ſuite de ſon état de foibleſſe & ſans perdre connoiſſance. Le jour ſuivant, à ſon réveil, après avoir bien dormi, ainſi que la nuit précédente, il ſentit que ſa jambe, ſa cuiſſe & ſon bras étoient privés de mouvement & de ſentiment, comme ſi ces parties euſſent été paralyſées : la chaleur s'y étoit maintenue avec un certain degré de moiteur.

M. A. paſſa neuf jours entiers dans cet état, ſans voir renaître aucune diſpoſition au mouvement dans les parties affectées, repoſant bien

bien la nuit, conservant toute sa tête & son appétit. Le dixième jour le mouvement se rétablit d'abord dans le pouce à la main, ensuite dans les autres doigts, & ainsi successivement chacun des jours suivans dans toutes les parties qui en avoient été privées. On ne fit aucuns remèdes. M. A. éprouvoit alors des sueurs qui paroissoient le le soulager. Les aimans n'avoient point été retirés.

Le 13 mars, il n'y avoit plus de foiblesse que dans la cuisse. M. A. y ressentoit une chaleur intérieure & une impression qu'il comparoit au mouvement de petits grains de chenevis roulans dans les chairs. Le bras & la main avoient recouvré toute leur force. M. A. avoit repris ses travaux. Il se plaignoit toutefois de ressentir un peu de vertige à la tête & de légers maux de cœur.

Le dimanche 1er. avril, M. A. continuoit d'éprouver du soulagement; cependant il avoit ressenti, pendant le cours de la semaine, des secousses convulsives qui lui avoient agité le bras à différentes reprises dans la journée. Ces mouvemens ne lui avoient pas fait interrompre son travail un seul instant; ils n'avoient point été violens. Auparavant, quand il en étoit attaqué en tenant son instrument, ils lui faisoient lâcher prise.

M. A. nous apprit à cette occasion, que le métier qu'il exerce est très-fatiguant. L'instrument dont se servent les ouvriers de sa profession, pese sur leurs bras 80 livres par l'effort qu'il exige pour être conduit; il occasionne une tension considérable dans les muscles du bras. On doit remarquer que c'est le bras qui supporte un pareil effort dont M. A. se trouve incommodé, & qu'il y a trente ans qu'il exerce son métier. Au défaut de toute autre cause connue, à laquelle on puisse attribuer son indisposition, celle-ci nous a paru devoir être adoptée.

Peu de temps après, M. A. ressentit, pendant près de trois semaines, de petites secousses convulsives qui lui agitoient le bras presque à chaque instant du jour & de la nuit. Ces secousses nerveuses se réveillèrent dans le commencement du mois de mai; mais elles n'attaquèrent alors que la cuisse du côté affecté. Elles n'avoient lieu que le soir, au moment où le malade étoit couché, & lorsqu'il étoit sur le point de s'endormir: elles duroient alors environ trois minutes. Le sommeil avoit encore été quelquefois interrompu par des tressaillemens. La garniture avoit été renouvelée. On y avoit ajouté deux plaques, dont une étoit appliquée à la plante du pied du côté droit, & l'autre entre les deux épaules.

Vers la fin de mai, M. A. étant prêt à s'endormir, sentit une attaque qui s'étendit depuis le cou, le long de la colonne épinière jusqu'à la cuisse du côté affecté, où il éprouva de légers mouvemens convulsifs. Le bras n'en fut point agité. Cette attaque passa rapidement. Les mouvemens se répétèrent ensuite deux fois, mais dans la cuisse seulement.

Le dimanche 26 août, M. A. ressentoit chaque nuit, depuis environ quinze jours, dans la cuisse malade, quelques légers mouvemens convulsifs. Ces mouvemens avoient été plus ou moins étendus; ils ne s'étoient point propagés au-delà de la cuisse; ils passoient comme un éclair. Dans un de ces accès, le malade sentit à la gorge un gonflement intérieur qui fut suivi de quelques petites secousses qui se portèrent à la tête, & d'une légère disposition à l'étourdissement. La plaque du cou n'avoit point été renouvelée au dernier changement de garniture qui avoit eu lieu vers la fin de juillet.

Au commencement d'octobre, M. A. éprouva pendant une nuit des crampes très-douloureuses aux bras, aux jambes, aux pieds, au cou, en général dans toutes les articulations. Le matin elles se dissipèrent, & il n'y en eut aucun retour pendant la journée, le lendemain, ni les jours suivans. Le malade ayant beaucoup sué pendant l'été, il présumoit que cette attaque de crampes dépendoit de l'affoiblissement des aimans : il les fit renouveler le dimanche 7 suivant. Il ressentoit encore à cette époque de légers tressaillemens dans la cuisse & la jambe : il lui étoit arrivé une seule fois aussi d'en éprouver dans le bras affecté.

Les aimans ayant été renouvelés le dimanche 9 décembre, le même jour 24 février, le lundi 8 avril & au commencement de juillet de cette année, M. A. n'a plus ressenti de son indisposition, que de légers tressaillemens pendant la nuit dans la cuisse affectée. C'est au moment du sommeil qu'ils se font sentir; & le malade pense que les chaleurs de la saison & les fatigues de la journée doivent beaucoup y contribuer. Le foyer de ces frémissemens paroît être placé dans l'articulation du genou; ils s'étendent quelquefois, mais rarement, dans tout le côté jusqu'à l'épaule & au cou, & alors la tête y participe : ils se propagent quelquefois aussi en même temps jusqu'à l'extrémité du pied; ils ne durent que quelques minutes, & sont quelquefois trois semaines sans reparoître. Pendant le jour, le genou reste affecté de roideur & d'une douleur sourde. Pour calmer cet accident, on a appliqué une plaque particulière au dessous du jarret. Le bras a cessé absolument d'être affecté. M. A. n'y a ressenti depuis long-temps aucune atteinte de ses anciens accidens. Il jouit d'une bonne santé, & travaille avec la même force qu'avant son indisposition.

Pendant ce long usage des aimans, M. A. a constamment éprouvé, sous les plaques, des démangeaisons quelquefois assez vives pour le forcer à se gratter jusqu'au sang : c'étoit sur-tout au bras qu'elles se faisoient sentir. M. A. assuroit qu'avant l'application des aimans, il n'y en avoit jamais éprouvé. La peau avoit paru fort rouge dans l'endroit du contact. Il s'élevoit aussi dans tout le voisinage des boutons plus ou moins gros, qui peu de temps après se flétrissoient. Ces éruptions occupoient quelquefois l'espace des deux paumes de la main dans le voisinage des plaques : elles avoient lieu aussi plus particulièrement au bras, où les boutons étoient sur-tout vifs & nombreux; cependant on en remarquoit également à la cuisse, à l'épaule, au cou. M. A. en eut même dans une occasion sur tout le cuir chevelu, avec de la vermine. Les plaques ont quelquefois entamé la peau. En ce cas on trouvoit dans le lieu du contact de petites plaies quelquefois profondes, & de l'étendue d'une lentille, qui donnoient de la suppuration; elles sembloient le plus souvent formées par des boutons ulcérés à leur sommet & applatis par la pression. Les linges qui entouroient le bras étoient beaucoup tachés de suppuration, & quelquefois comme ils le seroient par plusieurs clous ou petits furoncles ulcérés.

Au renouvellement des garnitures, M. A. assure qu'il a toujours éprouvé plus de vigueur, plus de liberté dans la tête & de gaîté, plus de légéreté de corps & d'esprit. Quelques jours avant le changement, il ressent de la pesanteur & de l'embarras. Ces impressions lui paroissent occasionnées par l'affoiblissement des pièces. Quand on renouvelle les aimans, elles se dissipent. Il sent alors les plaques travailler plus fortement; il entend par ce mot qu'elles excitent pendant quelques jours plus de démangeaisons, des tiraillemens plus sensibles, des pointillemens plus vifs. Il croit également avoir éprouvé depuis l'usage des aimans, plus de liberté du ventre, sur-tout à l'époque du changement des armures. Dans une de ces circonstances, il eut une fonte d'humeurs bilieuses.

Avant l'usage des aimans, M. A. étoit affecté à la partie supérieure du bras & dans toute la région voisine de l'épaule, d'un sentiment de froid habituel. Au bout de quelques mois, ces parties avoient acquis un degré de chaleur tempérée & naturelle. Vers la fin de février dernier, ayant ressenti au bras gauche une douleur fixe & profonde, qui s'étendoit jusqu'à l'articulation du coude, accompagnée d'engourdissement & de frémissemens qui se portoient jusqu'au bout des doigts, il appliqua sur ce bras une des plaques qu'il portoit à la cuisse. Bientôt il sentit, par des tiraillemens constans, qu'elle agissoit avec force. Il s'éleva une grande quantité de boutons au pourtour à une certaine distance. La douleur cessa peu de temps après cette application. Depuis deux mois elle ne s'est pas renouvelée. M. A. conserve la plaque en cette situation, étant déterminé à la laisser tant qu'elle lui paroîtra continuer son action.

Quel caractère doit-on donner à cette nouvelle douleur? & ne peut-on pas la regarder comme dépendante du même principe que celle qui existoit précédemment au bras droit, & qui a cessé de se faire sentir vers la même époque? En ce cas, quel seroit donc le principe & le caractère de cette épilepsie, & seroit-on même fondé à nommer ainsi cette maladie? Seroit-ce aussi par une métastase que l'humeur, ou la matière, ou la cause morbifique, en quittant le bras du côté droit, se seroit jetée sur le bras gauche; & ce déplacement devroit-il être attribué à l'application des aimans? L'effet vraiment vésicatoire que les plaques ont produit, ne devroit-il pas éloigner tout soupçon à cet égard? Seroit-ce aussi une métastase qui auroit occasionné ou déterminé la paralysie? Ces différens points méritent une grande attention. Il semble au moins que les aimans n'ont pas été sans vertu dans cette observation, quoiqu'ils n'aient agi qu'en palliant le mal, en réprimant seulement les ébranlemens nerveux dont ils n'ont pu dissiper la cause complétement.

OBS. XLVI. M. ***, âgé de 76 ans, fut, sans aucune cause apparente, attaqué d'épilepsie au mois de mars 1776. Il perdit tout-à-coup connoissance, jeta des cris violens, se mordit la langue, & rendit beaucoup de salive écumeuse : cet état dura une demi-heure. On appela plusieurs personnes de l'art qui le firent saigner abondamment, & ordonnèrent ensuite plusieurs purgations. Les attaques reparurent malgré ces secours. On opina pour de nouvelles saignées & les bains froids. Ce traitement ne fut pas adopté. La valériane, les bains de pied, le camphre furent employés, & parurent modérer la fréquence & la longueur des accès. Cependant de temps en temps le malade avoit encore des rechutes qui duroient trois quarts d'heure, & se répétoient pendant vingt-quatre heures de suite, de deux ou de trois en trois heures. Dans les intervalles, le malade, quoique tranquille, ne savoit où il étoit, & ne faisoit que balbutier. Ce fut alors qu'au mois de septembre 1780, on lui appliqua les aimans de M. Filliet, neveu de M. de Harsu. On en mit deux au dessus des gras des jambes, & tous les jours le malade faisoit tremper un barreau de fer aimanté dans parties égales d'eau & de vin. Il parut que les accès furent modérés depuis l'usage des aimans. On observa que la boisson aimantée lâchoit le ventre. Il s'éleva de petits boutons qui suppurèrent dans les endroits où les aimans étoient appliqués. Mais trois mois après, il survint un accès qui dura trente heures; & pendant tout ce temps, il n'y eut que de légers intervalles sans convulsions & sans cris. Au mois de mars 1781, il survint une nouvelle attaque aussi forte que la première. Le traitement fut changé de nouveau. On appliqua un vésicatoire, & le malade fut mis à l'usage d'une dissolution de vitriol de zinc, dont il prenoit tous les matins quatre cuillerées. Depuis cette époque, le malade a eu peu d'attaques violentes. De temps en temps il a des bâillemens qui durent deux ou trois minutes, & qui se répètent plusieurs jours de suite. Alors on lui fait prendre, matin & soir, des lavemens dans lesquels on fait fondre deux gros de cristal minéral, parce qu'on a observé que dans ces circonstances, le ventre étoit paresseux. Il faut avouer cependant que depuis un an il y a eu deux attaques assez fortes, qui ont duré chacune pendant douze heures. Le malade a aujourd'hui 80 ans : il jouit de toutes ses fonctions; mais sa mémoire s'affoiblit de jour en jour.

Affections soporeuses, vertige ténébreux (21).

OBS. XLVII. Une dame âgée de 66 ans, d'une constitution pléthorique, ayant constamment les jambes enflées depuis vingt-cinq ans, à la suite d'un lait répandu, habituée à une vie sédentaire, & logée depuis dix-sept ans au rez-de-chaussée d'une maison exposée au nord, se trouva prise pour la première fois il y a plus de trois ans, au sortir de dîner, d'un violent étourdissement qui dura quatre à cinq minutes. Outre l'étonnement de la tête, elle sentit dans les jambes une foiblesse qui l'auroit fait tomber par terre, si elle n'eût eu à sa portée les marches d'un escalier pour s'y asseoir. Pendant deux mois, ce même accident se renouvela tous les trois ou quatre jours. Ensuite il devint plus fréquent; il se répétoit jusqu'à trois fois dans les vingt-quatre heures, & de nouvelles circonstances s'y joignirent. La malade commençoit par sentir dans la tête & au creux de l'estomac, un embarras qui lui donnoit la crainte de faire une chute lors même qu'elle étoit assise. Elle avoit devant les yeux la vue d'un précipice qui augmentoit son effroi; & quand on ne prenoit pas la précaution de la retenir sur son siège ou sur son lit, qu'elle gardoit le plus ordinairement, elle se jetoit sur le carreau & tomboit tout de suite dans l'évanouissement. Cette maladie avoit augmenté la sensibilité au moral comme au physique. Les contrariétés les plus légères, les moindres peines d'esprit sembloient suffire pour rappeler les accès, & tous les membres restoient souvent douloureux. La malade ne pouvoit s'appliquer à rien. Les lumières du soir & tous les corps blancs lui incommodoient la vue. Différens remèdes furent tentés. L'infusion de fleurs de tilleul, avec l'eau de fleurs d'orange & les potions anti-spasmodiques, n'opérèrent aucun soula-

(21) Sur les affections soporeuses, voyez *Heinsius*, 7e. obs. (vertige avec violent battement du cœur). — M. *de Harsu*, obs. 22, pag. 113, affection hystérique avec accidens comateux. — *Ibid.* pag. 150, 2e. obs. de M. *Filliet*, tremblement avec affoiblissement général du systême nerveux, & assoupissement presque continuel. — Obs. de M. *Fourot*, affection convulsive avec une sorte de coma hystérique.

gement. Une saignée du pied calma le mal pour quelque temps. Le suc de cerfeuil parut aussi faire du bien. Les eaux de Vichy furent conseillées sans succès. Il y avoit vingt-un mois que la malade se prêtoit à toute espèce d'essais plus ou moins infructueux, lorsqu'au commencement de juillet de l'année 1780, on lui proposa de porter au creux de l'estomac une plaque aimantée de M. l'abbé Le Noble. Pendant les quinze premiers jours de son usage, elle crut appercevoir une légère diminution dans son mal. Au 17 octobre suivant, elle n'étoit point encore retombée dans ses accès. Sa santé s'étoit fortifiée; l'embonpoint étoit revenu à son degré ordinaire. Elle continuoit de porter son aimant jusqu'à ce qu'elle se sentît délivrée de quelques étourdissemens très-légers, qui lui revenoient encore de temps en temps. Depuis cette époque elle n'a éprouvé aucun accident, ainsi qu'elle nous l'a certifié en différentes occasions, & que nous l'a assuré M. de Chamseru, notre confrère, membre de la Société royale de Médecine, à qui nous devons l'exposé de cette observation.

Obs. XLVIII. *Supplément à l'article des affections spasmodiques de l'estomac, pag. 608, 609.* Une demoiselle agée de 50 ans, étoit sujette, depuis plusieurs années, à des hoquets très-violens & très-fatiguans. Cette incommodité lui avoit été occasionnée par des chagrins; & toutes les fois qu'elle en éprouvoit de nouveaux, le hoquet se renouveloit, & duroit pendant des heures entières. Les digestions laborieuses y donnoient aussi lieu; & si elle montoit en voiture, il reparoissoit constamment. Après avoir tenté inutilement l'usage des anti-spasmodiques & des purgations, elle se détermina à porter sur l'estomac une plaque aimantée de M. l'abbé Le Noble, qui l'en a délivrée. M. Jeanroy, de la Société royale de Médecine, qui nous a donné le précis de cette observation, a vu que lorsqu'elle quittoit sa plaque & qu'elle montoit en voiture, elle éprouvoit son hoquet, qui cessoit aussitôt qu'elle faisoit usage de son aimant.

TROISIÈME PARTIE.

Considérations sur les effets généraux, la nature & l'usage du fluide magnétique, considéré comme médicament.

Les observations que nous venons de rapporter présentent un grand nombre d'effets qui, s'étant renouvelés d'une manière assez constante dans les différentes circonstances où nous avons fait usage de l'aimant, ne permettent pas de douter que son application n'en ait été la cause déterminante. C'est à rassembler ces effets, à les comparer entre eux, que nous devons maintenant nous occuper. Nous examinerons s'ils annoncent que l'aimant ait ſur les nerfs, en général ſur l'économie animale, une action véritablement magnétique & particulière.

En ſe livrant à cet examen, il faut uſer de la plus grande circonſpection. En effet, l'aimant, tel qu'on l'emploie dans l'application des pièces aimantées, ayant pluſieurs principes d'action indépendans de celui qui le conſtitue ſubſtance magnétique, par leſquels il peut agir ſur le corps humain, on pourroit attribuer à l'action du fluide, dont les pièces aimantées ſont impregnées, des effets qui ne dépendroient que des autres manières d'agir reconnues dans l'aimant, & qui lui ſont communes avec un grand nombre d'autres corps : on en diſtingue de pluſieurs eſpèces.

La première cauſe d'action ordinaire ou commune que l'on doive reconnoître dans l'aimant, conſiſte dans la preſſion ou le contact des pièces aimantées ſerrées ou fixées ſur la peau, & des barreaux fortement appuyés ſur les parties affectées & ſouffrantes. Une autre cauſe d'action dans le même genre, non moins ſenſible & réelle, eſt l'impreſſion que le contact de ces mêmes pièces appliquées à froid, & leur frottement continu, pourroient produire. On en découvre une troiſième dans l'action diſſolvante de l'humeur de la tranſpiration ſur l'acier, qui produit à la ſurface des plaques un léger enduit de rouille ferrugineuſe dont la peau s'imbibe & ſe pénètre dans le lieu du contact. Enfin l'action ſi bien connue de l'aimant ſur le fer donne lieu de ſoupçonner une quatrième manière dont l'application des aimans pourroit produire ſur l'économie animale des effets diſtincts des précédens, mais également différens de ceux que nous recherchons. Nos humeurs, & le ſang principalement, contenant une certaine quantité de principe ferrugineux, eſt-ce par une action réelle ſur les molécules de ce métal, diſſéminées dans nos fluides, que l'aimant opère au moins une partie des effets dont ſon application paroît ſuivie ?

Quoique ces différentes manières dont l'aimant peut agir ſur le corps humain, non-ſeulement comme tout corps ou principe matériel, & par les qualités de la matière les plus générales & les plus communes, mais encore comme ſubſtance ferrugineuſe, & même comme principe magnétique doué d'une action attractive ſur le fer, ne doivent pas être également examinées ici ; quoique, de ces différentes manières d'agir, pluſieurs même puſſent être négligées dans l'examen où nous allons entrer, ſpécialement les deux dernières, parce que la quantité de rouille produite par le ſéjour des aimans ſur la peau, eſt trop petite pour mériter quelque attention, ainſi que la foible portion du principe ferrugineux du ſang, lequel d'ailleurs ne paroît pas exiſter dans nos humeurs, au moins ſenſiblement, dans l'état qui le rend ſuſceptible de l'action de l'aimant; cependant, pour apporter plus d'exactitude dans nos recherches, nous ferons à ces différens points une attention particulière.

Parmi les effets plus constamment observés pendant l'usage de l'aimant, un grand nombre se sont manifestés peu de temps après, & dans l'instant même de leur application. Tels sont sur-tout les divers exemples que nous avons rapportés de la cessation prompte & subite de différens accidens ou symptômes nerveux (1). Dans les observations 1, 3, 7, les vives douleurs de la face se calmoient constamment à l'instant même de l'application de l'aimant sur la partie souffrante. Les douleurs de rhumatisme dont les malades, obs. 8, 10, éprouvoient le retour par le déplacement de l'aimant, disparoissoient également aussitôt que les armures ou pièces aimantées étoient convenablement replacées. Celles que ressentoient les malades, obs. 10, 35, se renouveloient souvent en différentes parties du corps; mais il suffisoit d'y appliquer quelques pièces d'aimant pour les calmer. Enfin dans les douleurs de dents, obs. 5, 6, l'application de l'aimant étoit suivie de même d'un soulagement prompt & marqué.

Nous avons vu également des symptômes spasmodiques & convulsifs disparoître subitement après l'application des aimans. Les observations 3, 38, en offrent sur-tout la preuve. Les convulsions cessoient toutes les fois, pour l'ordinaire, que l'on répétoit l'application de l'aimant. Dans l'observation 36, la toux nervale fut calmée à l'instant, & ne reparut plus; les mouvemens convulsifs du bras, & l'espèce de contraction ou de paralysie spasmodique qui empêchoit tout usage de la main, furent suspendus ou notablement diminués dans le cours de la journée. Dans les observations 17, 20, des impressions

(1) Les auteurs nous offrent de pareils exemples d'accidens nerveux dissipés dans le moment même de l'application de l'aimant. Conférez les *obs.* 5, 6, 15, 25, &c. *de M. de Harsu*, où des douleurs de différente nature, aux dents, à la tête & autres parties du corps, la plupart rhumatismales, furent promptement calmées. Conférez sur-tout les *obs. sur les maux de dents*, où, suivant le témoignage unanime des auteurs, l'application de l'aimant pendant quelques minutes suffit pour dissiper le mal.

Quant aux accidens convulsifs, on peut citer les observations suivantes. *Observ. du Mercure de France.* L'effet de l'aimant fut si prompt, que le malade, quoiqu'il fût fort tourmenté de ses convulsions, se sentit tranquille & même hors d'état d'être agité, dès qu'il tint cette pierre dans sa main.

Obs. de Venise. En appliquant au malade l'aimant à nu sur le bras, les convulsions cessèrent à l'instant.

Obs. de M. Achille Mieg. Quand la malade tint l'aimant à la main, les convulsions furent moins fréquentes.... L'enfant se trouvoit étonnée de se sentir réveillée toutes les fois qu'on lui faisoit tenir l'aimant. Voyez encore les *observ. de M. Missa, de M. Unzer, &c.*

de

de crampes à la poitrine & dans les jambes furent dissipées en peu de momens. Enfin les observations suivantes nous offrent, obs. 22, 23, 26, des palpitations; obs. 30, 43, un tremblement & des tressaillemens involontaires; obs. 36, 38, le froid habituel des pieds & des frissons irréguliers dissipés subitement après l'application des aimans.

Quelquefois on n'a vu succéder à leur application qu'un simple déplacement des accidens nerveux (2). Dans l'observation 1, les douleurs de la face venoient se concentrer sous l'aimant, & s'y éteindre dans une sorte d'engourdissement ou de stupeur. Dans l'observation 8, l'application du second bracelet sur l'avant-bras fixa la douleur au coude. Dans les observations 35, 38, l'aimant ne faisoit pour l'ordinaire que déplacer les douleurs & les convulsions, & les porter sur des parties plus éloignées, de manière que, sur-tout dans la dernière observation, la somme de la convulsion paroissoit être toujours sensiblement la même.

Les symptômes nerveux n'ont pas toujours cédé aussi promptement à l'action de l'aimant; on a vu même dans plusieurs observations, des accidens que l'aimant calmoit pour l'ordinaire, persister quelquefois après son application. Mais on peut remarquer que les douleurs étoient alors portées au plus haut degré de violence, obs. 1, 3, 7: quelquefois aussi ce défaut d'action a paru dépendre de ce que l'aimant que l'on employoit étoit trop foible, obs. 7, ou de ce que son application n'avoit pas été suffisamment répétée ou prolongée, obs. 5; alors une nouvelle application de l'aimant dans le dernier cas, & dans le premier des aimans plus forts, procurèrent le soulagement qu'on devoit attendre.

On a pu remarquer aussi que l'application des aimans a paru quelquefois augmenter les accidens, ou faire éprouver au moins aux malades des impressions qu'ils n'avoient pas ressenties auparavant. Peu de temps après l'application des aimans, M^e^. de C., obs. 34, éprouva de la fièvre & des maux de tête qu'elle fit cesser en ôtant le bandeau

(2) *Effets d'une humeur âcre sur les nerfs*, obs. 24, pag. 120, de M. *De Harsu*. Par l'application des plaques aimantées, je parvins, dit M. Jurine, auteur de cette observation, à détourner l'humeur âcre qui, lorsqu'elle étoit sur les dents, causoit des douleurs intolérables; sur la poitrine, des crachemens de sang; dans l'estomac, des vomissemens pénibles & de fortes coliques; enfin sur la vessie, des rétentions d'urine. Par le secours de ces plaques, je rendois mobile cette âcreté.

Dans les maux de dents, on a quelquefois observé qu'à l'application de l'aimant, la douleur sembloit fuir d'une dent à l'autre. Souvent le spasme douloureux se fixoit dans l'os de la pomette, dans la tête, dans l'oreille. *Obs. de M. de la Condamine*. — *Gazet. salut.* 1766, n°. 2. — *Glaubrecht*, §. 13, 14, 15.

magnétique. Dans l'obſervation 40, les aimans donnèrent à la malade de légères défaillances qui étoient continuelles, ſans qu'elle perdît connoiſſance, & qui ceſſèrent auſſitôt qu'elle eut quitté les aimans. Les accès épileptiques parurent être augmentés, ainſi que dans l'obſervation 43, 47. Un malade à qui nous avons fait, depuis peu de temps, appliquer les aimans pour une paralyſie nerveuſe, a éprouvé les mêmes défaillances. M. A., obſ. 45, éprouva différentes impreſſions qui ſuccédèrent à l'application des aimans, & qui, pour la plupart, devenoient plus ſenſibles au renouvellement des garnitures. Pluſieurs autres obſervations, 10, 33, 39, nous offrent les mêmes réſultats. Ces impreſſions étoient tantôt de la chaleur dans les parties affectées, des vertiges, des maux de cœur, des douleurs de tête, tantôt des démangeaiſons, des tiraillemens, des pointillemens, des mouvemens dans les entrailles, obſ. 10, de la ſueur, obſ. 9.

Ces impreſſions n'ont pas toujours été ſimplement locales, ſi l'on doit rapporter au même genre les effets que l'on a vu ſuccéder à l'application de l'aimant dans les obſervations 24, 31. Ce n'eſt pas toujours auſſi par des ſenſations incommodes ou déſagréables que ces effets de l'aimant ſe ſont manifeſtés. La malade obſ. 11, éprouva auſſitôt après ſon application un ſentiment agréable de relâchement & d'expanſion vers le diaphragme. La malade obſ. 10, crut éprouver auſſi un bien-être ſubit. La même impreſſion, obſ. 33, 39, 45, ſe renouveloit à chaque changement des aimans. On doit rapporter ici ce que nous avons dit de la chaleur rétablie dans quelques parties qui en étoient privées, & de la ceſſation des douleurs dans les malades qui en étoient attaqués, ceſſation qui s'opéroit, ſoit tout-à-coup & complétement, ſoit d'une manière graduée, obſ. 5, ſoit enfin en ſe changeant en une ſorte de ſtupeur & d'engourdiſſement obſcur, obſ. 1.

On a vu encore ſuccéder à l'application des aimans, des effets qui ſembleroient annoncer une action directe & réelle du fluide magnétique ſur les nerfs ou ſur les fibres. Tels ſont (3) les divers exemples de l'adhéſion des plaques aimantées à la peau, obſ. 9, 20; de l'élancement ou ſorte d'érection des fibres nerveuſes & de la peau elle-même vers l'aimant, obſ. 1; enfin du courant magnétique ſenti obſ. 17, 19.

(3) *Obſ. 7 de M. De Harſu*, pag. 96. Le malade qui, pour cauſe de ſurdité, faiſoit uſage d'un aimant qu'il introduiſoit dans ſon oreille, éprouvoit que la chaleur que cet aimant lui occaſionnoit, étoit toujours précédée d'un mouvement de ſuction, c'eſt-à dire que les parties intérieures de l'organe ſe rapprochoient de l'aimant, ſe preſſoient & y adhéroient au point de lui cauſer quelquefois de la douleur en le retirant.

Obſ. 24, du même auteur, *pag. 120*. La nature de la maladie ayant déterminé à employer les plaques aimantées, l'attraction de la peau contre ce nouveau topique en fit bien augurer.

Maintenant à quelle cause doit-on rapporter ces différens effets qui se sont présentés d'une manière assez constante dans l'instant même de l'application des aimans, ou peu de momens après ? Les effets de ce genre, les plus constamment observés & les plus frappans, ont été la cessation, la diminution, le déplacement des douleurs & des convulsions. Les attribuera-t-on à l'impression de froid (4) que peut occasionner l'aimant par son contact sur la peau ? Ce que nous connoissons des effets du froid dans les affections nerveuses, sembleroit donner quelque poids à cette conjecture. Mais ne doit-on pas observer que cette impression, capable sans doute d'opérer en pareils cas un soulagement marqué, lorsqu'elle a lieu avec une certaine énergie, n'existe que foiblement dans l'application d'une ou de quelques plaques aimantées ? Les observations 8, 10, ne permettroient pas d'ailleurs de s'arrêter à cette cause. Dans la première, la garniture inférieure s'étant relâchée pendant la nuit, & ayant tombé sur l'avant-bras, on vit renaître les douleurs de l'articulation du coude, que le simple replacement de la garniture dissipa en peu d'instans. Dans la seconde observation, lorsque la plaque de la poitrine se dérangeoit pendant le sommeil, les douleurs de rhumatisme se renouveloient ; & pour les faire

(4) Plusieurs auteurs se sont assurés que l'application d'autres corps froids ne produisoit pas les mêmes effets, & que l'aimant les faisoit naître également, quoiqu'on l'eût échauffé dans la main avant l'application, qu'on l'enveloppât de papier, &c. &c. Consultez MM. *Weber*, *Glaubrecht*, *Reichel*, §. 15 ; *M. Achille Mieg*. De sorte qu'il n'y avoit pas de doute, ajoute ce dernier, que le fer n'agit comme aimant, & non comme corps solide, dur & métallique, les autres métaux ne produisant pas les mêmes effets.

Dans l'*obs. du Missionnaire*, le malade faisoit usage de la pierre d'aimant ; & quoiqu'il la portât sur sa chemise, il en fut réellement soulagé.

Les auteurs ont aussi rapporté d'après plusieurs exemples, que l'action de l'aimant s'exerce sans aucun contact, au moins immédiat. *Observ. de M. Descemet.* Une personne sujette à des palpitations, éprouvoit un gonflement dans le cou, accompagné d'embarras à la tête, avec rougeur au visage, &c. & sentoit ses palpitations augmenter, lorsque, se trouvant à une certaine distance devant des barreaux aimantés, elle se présentoit à l'un ou à l'autre des deux pôles. — On raconte la même circonstance de quelques autres personnes.

M. De Harsu Disc. prélim. pag. 51, rapporte qu'il est parvenu à opérer par des aimans artificiels, quelquefois sans attouchement, des effets sensibles sur les malades.

Dans un grand nombre d'observations, M. De Harsu a employé avec succès de forts aimans, dont toute l'application consistoit à les présenter aux parties affectées, à les placer sous les matelas pendant la nuit, à les diriger ou appuyer contre les malades extérieurement & à travers leurs vêtemens. Suivant M. De Harsu, l'application de ces aimans opère des effets très-sensibles. L'observ. 1 de M. *Filliet* en offre l'exemple.

ceſſer, il ſuffiſoit de remettre l'aimant en ſituation. Il ſemble qu'on pourroit déduire une preuve encore plus forte de l'obſerv. 1, puiſque ſans aucun contact, mais en préſentant ſeulement l'aimant à quelque diſtance de la peau, le malade aſſure qu'il a ſouvent éprouvé que la douleur venoit ſe concentrer & s'amortir ſous l'aimant. Mais au moins on peut ajouter que pluſieurs pièces aimantées, que nous avons vu appliquer, ſe trouvoient échauffées à la température du corps humain; que d'autres, telles que les couronnes, les bracelets, les jarretières, ont été employées ſouvent enveloppées, & nous n'avons pas remarqué qu'elles aient agi d'une manière moins réelle. On peut ajouter encore une réflexion. Si le ſoulagement procuré par l'application de l'aimant n'étoit dû qu'à l'impreſſion de froid qu'il occaſionne par le ſeul effet du contact, ce ſeroit ſans doute auſſi dans les maux de dents que cette cauſe auroit lieu. Mais ſi, dans les obſervations 5, 6, on peut attribuer la ceſſation des douleurs au contact du barreau aimanté ſur la dent douloureuſe, ne voit-on pas, obſ. 4, que de pareilles douleurs ont été calmées également par l'aimant employé autrement qu'en contact avec les parties ſouffrantes, & appliqué ſeulement en forme de couronne ſur la tête?

Sera-ce donc à la preſſion des garnitures fortement ſerrées ſur la peau, au frottement excité par cette cauſe que l'on aura recours? On a long-temps attribué des effets, ſoit réels, ſoit imaginaires, aux ligatures dans les affections nerveuſes. Mais dans pluſieurs de nos obſervations, obſ. 1, 3, 5, 6, 7, 17, les douleurs ont été appaiſées, déplacées ou calmées ſans l'uſage des garnitures, & par la ſeule application de l'aimant préſenté aux parties douloureuſes; & quoique la preſſion des barreaux ait paru propre, dans l'obſervation 1, à amortir la douleur en l'appuyant avec force, cependant, dans cette obſervation, l'aimant avoit le même effet ſans aucun contact, au moins ſans aucune preſſion. On a pu obſerver le même réſultat dans les obſervations 3, 7, 5, notamment dans cette dernière, le malade s'étant aſſuré qu'il ſuffiſoit, pour obtenir du ſoulagement, de faire de la dent le ſimple appui du barreau aimanté.

Ces mêmes obſervations, dans leſquelles l'aimant n'a été employé que pour le préſenter aux parties affectées, ne permettent pas d'attribuer le ſoulagement qui en a réſulté, à l'action qu'il peut avoir comme ſubſtance ferrugineuſe, action qui ne peut être au plus ſoupçonnée que relativement à l'uſage des plaques aimantées portées long-temps en armure, & devenues par cette circonſtance chargées d'un enduit de rouille. On ne l'attribuera pas davantage à l'action que l'aimant auroit ſur les parcelles de fer diſſéminées dans nos humeurs, puiſqu'on ne peut raiſonnablement ſuppoſer que ce ſoit ce principe qui produiſe le mal dans ces circonſtances. Ces effets enfin ſe ſont manifeſtés d'une manière trop conſtante & trop évidemment liée à la préſence ou à l'uſage de l'aimant, pour qu'on impute au hazard la circonſtance de leur production. Les cas dans leſquels nous avons fait remarquer que l'aimant avoit été inſuffiſant, viennent d'ailleurs à l'appui de cette vérité, puiſqu'on voit que dans les circonſtances de ce genre, le défaut d'action devoit être attribué à celui d'une juſte proportion établie entre la violence des douleurs & la force des aimans, ou la durée de leur application.

Quant aux exemples qui ſemblent annoncer que l'aimant a excité de nouveaux ſymptômes nerveux, ou qu'il a aggravé les anciens accidens, on doit remarquer d'abord que ces effets ſe ſont manifeſtés d'une manière moins marquée & moins conſtante. Cependant il faut conſidérer qu'étant ſurvenus, au moins pour la plupart, obſerv. 31, 34, 40, &c. auſſitôt après l'application de l'aimant, ayant perſiſté tant qu'a duré ſon uſage, & n'ayant ceſſé qu'en même temps que lui, on ne peut s'empêcher de les attribuer à ſon action. Mais ſi, comme nous venons de l'indiquer, on doit attribuer à l'action du principe magnétique, les effets favorables que l'on a vu ſurvenir immédiatement après l'application de l'aimant, pourquoi n'admettroit-on pas que des effets du même genre, mais marqués par des réſultats contraires, pourroient dépendre également de cette même action ? Il ne paroît pas d'ailleurs qu'on puiſſe plus raiſonnablement les rapporter à nulle autre des différentes manières d'agir que nous avons indiquées dans l'aimant. Quant à l'impreſſion de froid qu'il peut occaſionner par ſon contact, on doit remarquer que ces accidens ne ſe ſont pas ſeulement manifeſtés dans l'inſtant de l'application ; ils ont encore perſiſté long-temps après, & quelquefois même pendant tout l'eſpace de temps que les pièces qui les avoient excités ſont reſtées en ſituation, comme on le voit dans les malades, obſerv. 31, 34, 40, qui n'en furent délivrés qu'en quittant les aimans. Si ces accidens avoient dépendu de l'impreſſion de froid excitée par le contact des plaques, ne ſe ſeroient-ils pas diſſipés auſſi promptement que la cauſe qui les auroit produits ? Ajoutons que dans l'obſervation 34, la malade n'éprouva de fâcheux effets de l'aimant qu'à la tête, où le bandeau magnétique d'ailleurs enveloppé, ne pouvoit toucher la peau, étant appliqué ſur les cheveux.

La preſſion & le frottement des garnitures ne paroiſſent pas avoir contribué davantage à les occaſionner, puiſque, outre le peu de liaiſon qu'on découvre entre ces effets & de pareilles cauſes, celles-ci n'ont aucunement eu lieu de manière à pouvoir contribuer à leur production, les garnitures n'ayant jamais été ſerrées que de la manière qui convenoit pour maintenir les pièces en ſituation ; le frottement & la pression qui pouvoient en résulter étant par cette raison peu considérables ; la gêne enfin occasionnée par l'application des aimans n'ayant été nullement supérieure à celle qu'occasionnent aux femmes les bracelets qu'elles portent, aux hommes leurs propres vêtemens. A la vérité, ces effets du frottement & de la pression ont été tels quelquefois, qu'il en est résulté des impressions marquées sur la peau, comme nous aurons bientôt occasion de le dire ; mais ces impressions n'ayant eu lieu qu'après un certain espace de temps, on ne peut les reconnoître pour cause des effets que nous examinons ici, lesquels se sont manifestés dans l'instant même de l'application, ou peu de momens après. Ajoutons que, dans quelques exemples, ces effets ont paru devenir plus sensibles à chaque renouvellement des aimans, circonstance où la surface des plaques étant plus douce, plus unie, elles devoient avoir moins de frottement. Nous aurions sur ce point une preuve plus forte que les précédentes & vraiment convaincante, si dans l'observation de Château L**, obs. 24, on pouvoit attribuer à l'aimant les effets qui s'y sont manifestés, l'aimant n'ayant été employé que sous la forme d'une plaque suspendue au cou & tombant sur la région de la poitrine, circonstance dans laquelle ni le frottement ni la pression ne peuvent être assignés comme la cause de ces effets. Mais au moins, dans les observations 10, 11, 17, 33, les impressions survenues, soit à la première application, soit au renouvellement des garnitures, ne pourroient, pour la même raison, être attribuées à aucune de ces deux causes.

Indépendamment des effets qui se sont annoncés dans l'instant même de l'usage de l'aimant, un plus grand nombre d'autres se sont manifestés après un espace de temps plus ou moins long à la suite de leur application. Ceux-ci semblent se partager plus naturellement que les premiers en deux ordres ou espèces secondaires, en impressions locales ou particulières, & générales ou universelles.

L'usage des aimans portés long-temps en armure (5), a produit

(5) On trouve dans les auteurs quelques exemples en petit nombre, de ces effets de l'aimant. *Obs. 6, 7 de M. De Harsu, pag. 90, 92 ;* & *pag. 127, obs. 29.* Les aimans excitèrent les mêmes impressions sur la peau que le saint-bois ou de légers vésicatoires, telles qu'une légère excoriation de l'épiderme, avec suintement de sérosité, de gros boutons qui venoient ensuite à suppuration, des éruptions rouges dans les environs des plaques. — *Obs. 2e. de M. Filliet, pag. 151 de M. De Harsu.* La peau parut sous les pièces rouge, & marquée par places comme de piqures de puces. — *Obs. de Mantoue.* Les aimans appliqués aux coudes y laissèrent quelques traces d'une excoriation superficielle. — *Gazett. salut.* 1778, n°. 38. On rapporte l'exemple d'une personne à laquelle l'aimant appliqué au bras pour un rhumatisme, avoit causé une excoriation & cavé la peau.

plus ordinairement des effets ou changemens ſenſibles dans l'état de la peau, non-ſeulement dans le point de contact, mais encore dans tout le voiſinage des pièces aimantées juſqu'à une certaine diſtance. Ces pièces ont excité ſouvent de vives démangeaiſons, accompagnées de tiraillemens & de pointillemens plus ou moins vifs. Le malade obſ. 45, en éprouvoit ſous les différentes pièces, ſur-tout au bras, d'aſſez vives pour le forcer à ſe gratter juſqu'au ſang. Ces démangeaiſons ont été quelquefois accompagnées de rougeur à la peau; l'obſervation précédente en offre la preuve. Dans les obſerv. 20, 26, il ſurvint à la poitrine une ébullition avec une démangeaiſon inſupportable. On a vu très-ſouvent de petits boutons s'élever dans le point de contact & dans le voiſinage des plaques. Ces éruptions fourniſſoient quelquefois un peu de ſéroſité. On a vu cet effet d'une manière plus marquée dans l'obſ. 8. La ſéroſité, teinte par la rouille des aimans, étoit de couleur rouſsâtre.

Les boutons qu'on a vus s'élever dans le voiſinage des plaques, ont varié dans leur forme. Quelquefois ils ont été très-petits, à peine ſenſibles; d'autres fois on les a vus prendre plus de volume, s'ouvrir & verſer de la ſéroſité qui donnoit lieu enſuite à des croûtes de ſe former. Dans l'obſ. 34, ils étoient ſingulièrement reſſemblans à ceux de la gale. Cet effet s'eſt encore rendu plus ſenſible dans quelques obſervations que les circonſtances ne nous ont pas permis de rapporter. Les boutons y avoient acquis le volume des grains de petite-vérole, & des parties de la largeur de la main en étoient couvertes dans le voiſinage des aimans.

Les pièces aimantées ont quelquefois auſſi produit tous les effets du ſaint-bois: on peut citer en preuve l'obſ. 46. Dans l'obſ. 34, les aimans avoient laiſſé aux bras & aux jarretières des empreintes ſenſibles, avec excoriation à la peau. Dans l'obſerv. 20, la peau fut de même excoriée, & couverte, dans les parties où l'on avoit appliqué les aimans, de quantité de boutons qui s'ulcérèrent. Dans l'obſ. 40, il ſurvint auſſi des boutons rouges, avec excoriation aux poignets.

Ces ulcérations ſuperficielles, qui portoient l'empreinte des pièces qui les avoient occaſionnées, étoient quelquefois couvertes de croûtes légères; quelquefois la plaie étoit vive & ſuppurante, & l'on y remarquoit des points plus profonds d'ulcération, qui ſembloient formés par des boutons élevés ſous les plaques, ouverts à leur ſommet & applatis par la preſſion. Ces boutons ou ulcérations donnoient quelquefois beaucoup de ſuppuration. L'obſerv. 45 en offre ſur-tout un exemple.

Eſt-ce à l'action magnétique de l'aimant qu'on doit attribuer ces effets, & ne ſont-ils pas évidemment produits par le ſeul frottement?

On ne peut guère embrasser d'autre opinion à ce sujet, en remarquant que c'est après une application plus ou moins longue des aimans qu'ils se sont manifestés; que pendant la durée de cette application, les plaques se couvrent d'un enduit de rouille qui forme des écailles plus ou moins sensibles, dont leur surface se trouve hérissée du côté de la peau; que c'est principalement aux parties les plus exercées, ou qui, éprouvant plus de mouvement, donnent aussi lieu à des frottemens plus fréquens & plus considérables, que ces impressions se sont plus sensiblement manifestées, comme aux genoux, aux jambes, aux poignets; qu'enfin elles ne paroissent point avoir été excitées par les pièces aimantées que l'on avoit enveloppées avant de les appliquer, & qui ne touchoient pas la peau à nu dans leur application.

Cependant doit-on rapporter uniquement ces effets à l'action mécanique de l'aimant, & le fluide magnétique n'entre-t-il pour rien dans leur production? Quelques-unes des éruptions dont nous avons parlé, ayant eu lieu sur la poitrine, où le frottement de la seule plaque que les malades y portoient ne pouvoit être considérable; l'aimant ayant paru exercer sur les nerfs, en quelques circonstances, une irritation plus ou moins marquée, qui devenoit plus forte au renouvellement des armures, l'action magnétique de l'aimant n'a-t-elle pas pu concourir à la production de ces effets? C'est ce que de nouvelles épreuves doivent nous apprendre, n'en ayant pas tenté à cet effet qui puissent paroître satisfaisantes. Mais un point non moins essentiel est de rechercher si ces impressions purement ou plus particulièrement mécaniques, ne sont pas la cause des autres effets favorables de l'aimant. Au moins, quant à ceux que jusqu'ici nous avons considérés, il suffit, pour bannir toute espèce de doute, de remarquer que cette action de l'aimant n'ayant eu lieu, comme nous l'avons dit, qu'après un usage plus ou moins long des pièces aimantées, on ne peut l'assigner pour cause à des effets qui se sont manifestés dans le moment même ou peu de temps après leur application.

Les effets que nous avons observés après un usage plus moins long des aimans, ne se sont pas bornés au lieu même de l'application. Un plus grand nombre se sont manifestés, qui paroissoient dépendre d'un changement survenu dans le systême général des nerfs. C'est à ce genre qu'on doit rapporter les différentes affections ou maladies nerveuses que l'on a vu se dissiper à la suite de l'application de l'aimant.

Ces maladies ou affections nerveuses semblent plus particulièrement appartenir à la classe de celles qui dépendent d'un excès d'action, soit de sensibilité, soit de mobilité, soit de tension dans les nerfs. Parmi les affections douloureuses ou du premier genre, on doit compter les douleurs

douleurs à la tête, dont les obs. 12, 13, 14, nous offrent sur-tout des exemples plus remarquables, que plusieurs autres obs. 26, 35, 38, nous paroissent d'ailleurs très-propres à confirmer. Nous compterons également les vives douleurs de la face, obs. 1, 2, 3; les douleurs ou coliques des reins, obs. 11; plusieurs affections douloureuses de la poitrine, telles qu'un sentiment de suffocation occasionné par des palpitations, obs. 22, 23, 26, & des oppressions hystériques avec chaleur dévorante dans les entrailles, obs. 35; certaines affections nerveuses de l'estomac, telles que des douleurs, des gonflemens, des maux d'estomac continuels, obs. 11, 15, 25, 26, 28, 35, 47; enfin différentes douleurs dans les membres, soit accompagnées de tressaillemens, obs. 12, soit sujettes à redoubler aux plus légères variations dans le temps, obs. 13, soit occasionnées par un lait répandu, obs. 21, 35; tels sont encore l'engourdissement de la jambe, obs. 20, les lassitudes douloureuses des membres & la sensibilité extrême de la vue, obs. 47, la douleur au bras qui se fit remarquer dans l'obs. 45; enfin la démangeaison à l'épaule dont le malade, obs. 44, fut délivré.

Dans le nombre des affections qui se sont dissipées pendant un usage constant des aimans, on peut compter aussi des maladies du genre des affections spasmodiques. Telles ont été des crampes ou contractions nerveuses de la poitrine, obs. 17, 18, 19; des affections spasmodiques de l'estomac, obs. 15, 16; des crampes ordinaires dans les membres, obs. 20; des crispations nerveuses en différentes parties du corps, obs. 21.

Les affections du même genre, mais convulsives, comprennent les palpitations, obs. 22, 23, 24, 25, 26, 27, 28; la toux nervale, obs. 36; des vomissemens spasmodiques & des convulsions de l'estomac, obs. 16, 26; des convulsions générales, telles qu'on les observe dans les accès hystériques, obs. 17, 33, 34, 35, 36, 37, 38, 39; des convulsions partielles, telles que des mouvemens spasmodiques à la tête, dans les bras & les poignets, obs. 25, 26, 28; des mouvemens convulsifs à la face, obs. 36, au bras & à la jambe d'un seul côté, obs. 45; enfin des convulsions épileptiques, si l'on doit rapporter à cette maladie les obs. 39, 45, auxquelles on ajoutera les deux suivantes, obs. 42, 44, en regardant les deux malades comme ayant éprouvé pendant l'usage de l'aimant une véritable cessation de leurs accidens.

Nous avons vu disparoître également à la suite de l'application de l'aimant, des affections du genre de celles qu'on rapporte à l'affoiblissement du genre nerveux, au défaut d'action des nerfs. Tels sont spécialement les tremblemens, obs. 27, 30, 32, 40; des affections accompagnées d'étourdissemens, d'évanouissemens, de fréquentes foiblesses, obs. 26, 28, 43; de vertige ténébreux, obs. 47; d'une paralysie nerveuse, obs. 36; de la foiblesse de la vue, de la difficulté de parler, obſ. 3, 27, 36, 41; de l'affoibliſſement de l'eſtomac, obſ. 11; de treſſaillemens à un bruit inopiné, obſ. 27, 30, 41, 43; enfin d'un froid habituel dans quelques parties ou de friſſons irréguliers, obſ. 14, 36, 38, 45.

Les affections qui ont paru ſe calmer pendant l'uſage de l'aimant, n'étoient pas toujours purement nerveuſes; quelques-unes étoient du nombre de celles que l'on appelle nerveuſes humorales ou matérielles. Tels ſont les rhumatiſmes, obſ. 7, 8, 9, 10; les douleurs de dents, obſ. 4, 5, 6, 7; les douleurs ou coliques néphrétiques, obſ. 11; les affections hyſtériques avec ſuppreſſion, obſ. 38, 39, 41; les vives douleurs de la face, obſ. 1, 2, 3, ſi cette affection dépend, comme le penſe M. Fothergill, d'une acrimonie particulière, ſoit cancéreuſe, ſoit de toute autre genre; & les épilepſies ſympathiques, ſi l'on attribue à l'uſage des aimans, le calme éprouvé dans les obſervations 44, 45.

Parmi ces affections, quelques autres, ſans avoir pour cauſe directe un principe humoral ou matériel, étoient au moins compliquées avec une affection de cette nature. Ainſi les palpitations étoient accompagnées de violentes pertes dans l'obſerv. 22; les criſpations de nerfs étoient jointes à un lait répandu, obſ. 21; & les douleurs rhumatiſmales nerveuſes, obſ. 10, aux accidens d'un cancer. Les convulſions étoient compliquées avec la phthiſie dans l'obſerv. 38, avec l'affoibliſſement & la rétraction de la jambe, obſerv. 33, & les tremblemens avec une fièvre intermittente, obſ. 30. Les accidens nerveux dont la malade, obſ. 35, étoit attaquée, formoient complication avec un rhumatiſme laiteux. On reconnoiſſoit une humeur goutteuſe, comme jouant un rôle parmi ceux qu'éprouvoit la malade, obſ. 36. Le tremblement étoit joint à l'épilepſie & à beaucoup d'autres affections dans l'obſervation 40. La ſanté étoit affoiblie, & la conſtitution altérée en pluſieurs points dans l'obſervation 47. Enfin l'affoibliſſement de l'eſtomac & la préſence des glaires compliquoient les douleurs des reins dans l'obſervation 11.

Dans les différens genres d'affections que nous expoſons ici, on n'a pas toujours vu les accidens céder ou diſparoître après un uſage même long-temps continué de l'aimant. Pluſieurs exemples nous ont offert des preuves de ſon inſuffiſance, au moins de ſon défaut d'action; mais on peut remarquer que c'eſt ſpécialement dans l'ordre des affections réputées nerveuſes, ſoit relatives au défaut d'action des nerfs, ſoit dépendantes ou compliquées d'un principe humoral & matériel, que ces exemples ſe ſont manifeſtés. Ainſi, dans l'obſervation 39, la ſurdité dont la malade étoit affectée, & qui, n'éprouvant aucune variation, aucune diminution ni augmentation, paroiſſoit être abſolument étrangère à l'affection des nerfs, n'a cédé en aucune manière à l'usage si long-temps continué de l'aimant. Ainsi, dans l'observ. 29, où la constitution forte & robuste du malade, ne permet de soupçonner aucune altération dans le genre nerveux, l'usage de l'aimant pendant plusieurs mois n'a rien opéré sur le tremblement. Nous avons vu l'aimant employé de même sans aucun succès dans plusieurs cas de tremblement pareils, & dans une dame attaquée de palpitations, que l'intermittence très-marquée du pouls ne permettoit pas de rapporter à d'autre cause qu'à la présence d'un polype dans les gros vaisseaux ou dans le cœur. Dans les vives douleurs de la face, réputées humorales par Fothergill, les malades, obs. 1, 3, n'ont éprouvé d'autre avantage de l'application de l'aimant, que celui de calmer les douleurs dans les accès, & n'ont trouvé dans son action qu'un palliatif du moment. C'est encore ainsi que le malade, obs. 7, n'en a obtenu qu'une palliation momentanée, ses douleurs ayant évidemment pour cause un principe rhumatismal. Enfin c'est ainsi que dans l'épilepsie si rarement dépendante de l'affection seule des nerfs, nous avons vu un grand nombre de fois, malgré les précautions les plus grandes, l'usage de l'aimant absolument infructueux : nous disons absolument, parce que nous négligeons ici quelques apparences de soulagement, qu'il paroît que dans toutes nos épreuves les malades ont toujours éprouvé, sinon dans la fréquence & dans la force des accès, au moins relativement aux suites que les attaques laissoient après elles.

On doit, relativement à ces exemples de l'insuffisance de l'aimant pour dissiper certains accidens, remarquer que dans tous les cas d'affections nerveuses, compliquées ou produites par un principe humoral ou matériel, les accidens de ce dernier genre n'ont éprouvé aucun changement, aucune diminution. Ainsi, après l'entière disparition des symptômes nerveux, le lait répandu ou rhumatisme laiteux se faisoit encore sentir dans les observations 21, 35 ; la phthisie, obs. 38 ; le cancer, obs. 10 ; l'affoiblissement & la rétraction de la jambe, obs. 33 ; la surdité, obs. 39. Enfin on pourroit ajouter qu'il n'est pas arrivé seulement que les symptômes aient en quelques cas persisté dans leur état ordinaire ; il semble qu'ils aient été quelquefois augmentés. Sans rappeler ici les exemples que nous avons déja rapportés, obs. 24, 31, 40, 43, nous en avons en quelque sorte la preuve dans l'observ. 46 ; exemple auquel on pourroit ajouter ceux des métastases que les observations 8, 45, (6) sembleroient nous présenter, si l'on doit caractériser ainsi

(6) M. *Heinsius*, 7e. *obs.* L'application de l'aimant fit passer le battement de cœur & les vertiges : mais la dent mâchelière du côté droit & l'oreille devinrent douloureuses ; & quand cette douleur cessoit, le mal revenoit. Enfin

les accidens de la vessie dans le premier cas, & dans le second, la paralysie des membres, & les nouvelles douleurs du bras survenues comme nous l'avons indiqué.

Indépendamment des affections décidées & bien caractérisées qui ont été dissipées pendant l'usage de l'aimant, on a pu remarquer que certains accidens ou symptômes qu'on ne peut prendre pour des maladies réelles, ont aussi disparu. Ainsi, outre les effets qui sembloient annoncer que la constitution physique des nerfs s'étoit affermie, on en a vu survenir d'autres qui paroissoient apprendre que le moral s'étoit aussi fortifié. Les tremblemens qu'éprouvoient les malades à un bruit inopiné, avoient cessé dans les observations 27, 30, 41, ainsi que le saisissement subit dont on voit un exemple si frappant, obs. 43. Quelques malades ont cru éprouver que depuis l'usage des aimans, leur tête s'étoit fortifiée, obs. 44. L'espèce de mélancolie qu'éprouvoit la malade, obs. 36, fut bientôt dissipée. On en voit un exemple encore plus sensible, obs. 39. Enfin les observ. 35, 38, 47, paroissent offrir des résultats du même genre.

On a vu survenir aussi quelques changemens dans le jeu des causes qui semblent présider au développement & à l'égale distribution de la chaleur dans les différentes parties du corps humain. Ainsi, dans l'observ. 38, la malade vit cesser non-seulement les frissons irréguliers qu'elle éprouvoit; elle fut aussi délivrée du froid habituel des pieds dont elle étoit affectée. Le malade, obs. 45, en éprouvoit un sentiment pareil à l'épaule, dont il fut bientôt soulagé. La malade, obs. 36, avoit la jambe & le pied du côté droit affectés d'un froid constant. Dans l'observ. 14, les maux de tête & des nerfs étoient accompagnés tantôt d'une impression de froid très-vif, tantôt d'une chaleur brûlante.

---

la gencive ayant enflé & percé en dedans, il sortit beaucoup de matière, & la malade fut guérie.

Observ. 18, pag. 109, M. De Harsu. L'aimant ayant déplacé le principe âcre qui causoit le spasme du fondement, il en résulta des accidens qui furent heureusement dissipés par une perte menstruelle. M. De Harsu établit dans plusieurs autres endroits, *pag. 103; observ. 12, pag. 160; & disc. prélim. pag. 27*, la nécessité de purger pendant le traitement, pour évacuer les humeurs mises en mouvement par l'action de la vertu magnétique. Il rapporte quelques exemples où ces humeurs n'ayant pas été expulsées assez promptement par l'action évacuante qu'il attribue à l'aimant, il en résulta quelques mal-aises. Mais, suivant M. *De Harsu*, cette action de l'aimant étant dans un degré égal avec sa faculté de diviser, on ne doit point pour l'ordinaire redouter de métastases de son usage. — M. *Ludwig*, §. 9, s'exprime ainsi : Quant à la crise par métastase, je n'ai lu nulle part qu'elle ait eu lieu par l'usage de l'aimant; & quoique j'aie tenté de la procurer, je n'ai pu m'assurer d'une manière certaine d'y être parvenu.

Quelques changemens ont paru s'opérer aussi dans le cours des humeurs. L'application des aimans, obs. 9, fut suivie d'une abondante transpiration du côté affecté. Une moiteur douce survint à la peau, obs. 10; la transpiration s'établit aux pieds, obs. 38. On trouve aussi plusieurs exemples de l'excrétion des humeurs propres aux intestins, augmentée pendant l'usage des aimans. Ainsi plusieurs malades ont cru éprouver plus de liberté du ventre depuis leur application, obs. 11, 15, 39, 45. Il se fit une prompte évacuation par les selles peu de momens après l'application des aimans, obs. 10. Enfin le malade, obs. 46, éprouva constamment que l'usage de l'eau aimantée servoit à lui lâcher le ventre. Nous ne parlons point ici de l'éruption des règles qui furent rappelées avant le temps ordinaire, obs. 24, ni du cours des urines rétabli dans l'obs. 11.

Maintenant à quelle cause doit-on attribuer ces différens effets que nous venons d'exposer? Quoique considérés séparément, relativement au genre ou à l'espèce d'affection particulière à laquelle ils se rapportent, ces divers exemples de guérison ou de soulagement ne soient pas tous assez multipliés pour démontrer invinciblement qu'ils ont été produits par l'aimant, & qu'on ne puisse pas ainsi partir de chaque ordre particulier de ces effets, pour prononcer sur l'efficacité de l'aimant dans chacune des maladies dont ils offrent l'exemple; cependant, comme ils présentent un caractère uniforme & général qui les rapproche, celui d'une action marquée sur le systême nerveux, nous pensons que sous ce rapport ils doivent paroître assez nombreux pour qu'on puisse regarder leur production comme un effet de l'application des aimans, après laquelle ils sont survenus d'une manière si constante. Mais à laquelle des différentes manières d'agir que l'on peut reconnoître dans l'application des aimans, doit-on les attribuer? C'est ce qu'il s'agit ici de déterminer.

Le caractère particulier qui nous a servi à distinguer ces effets, celui de leur apparition tardive, de leur accroissement lent, insensible & gradué pendant un long usage de la méthode magnétique, ne permet pas de leur assigner pour cause aucunes de celles qui, dans l'emploi des aimans, ne peuvent avoir d'action qu'au moment même de l'application. Telle est l'impression de froid que peut occasionner le contact des plaques aimantées, placées & fixées à nu sur la peau. Ce n'est donc nullement à cette cause que l'on peut attribuer la disparition de tant de symptômes, soit douloureux, soit spasmodiques, soit convulsifs, que l'on a vu se dissiper plus ou moins lentement après l'application des aimans employés en armures; exemple que l'on doit regarder comme le résultat le plus général, le plus constant de tous ceux que présentent nos observations.

L'action que l'aimant peut avoir à raison de la pression & du frottement des plaques aimantées sur la peau, pourroit paroître une cause plus probable de son efficacité dans les maladies nerveuses. Il suffit souvent pour appaiser certaines douleurs des dents, d'exercer quelques points de compression sur les joues, sur les gencives : l'obs. 1 nous en offre un exemple pour les douleurs de la face ; & dans quelques espèces d'épilepsie, on connoît les avantages que l'on retire des ligatures pour arrêter ou prévenir les accès. L'action que peut produire un long usage des aimans dans le point de contact, ne se borne pas d'ailleurs à la simple compression ; les effets en sont portés souvent au point qu'en irritant le tissu de la peau, elle détermine dans le lieu de l'application, une éruption plus ou moins abondante de boutons ou pustules, avec ou sans suppuration. Une action pareille de la part de l'aimant, ne peut-elle pas être le principe de son efficacité dans les maladies nerveuses ? & cette conjecture ne paroîtroit-elle pas d'autant mieux fondée, en réfléchissant que les affections que l'on regarde comme dépendant purement de l'état des nerfs, peuvent avoir leur source dans un principe humoral, que sa ténuité, son peu d'abondance, & son existence peut-être dans un genre d'humeurs particulières & non connues, quoique pour cela non moins réelles ni moins importantes dans l'économie animale, ne permettent pas de reconnoître?

Ces réflexions paroissent fondées, & méritent quelque attention. Mais, outre qu'alors ce seroient sur-tout les affections nerveuses humorales qui paroîtroient céder à l'action des aimans, ce qui se trouve contredit par le plus grand nombre d'observations, ne doit-on pas remarquer que l'aimant n'a pu produire ses effets par une action qui l'assimile aux vésicatoires, dont on reconnoît l'insuffisance, dont on avoit même en vain employé le secours, au moins en plusieurs cas, obs. 1, 2, 7, dans les affections nerveuses que nous avons rapportées, tandis que l'application de l'aimant a été suivi de succès ? D'ailleurs, si tel avoit été le principe de la vertu de l'aimant, n'auroit-on pas dû, non-seulement observer cette action dans tous les cas où le soulagement s'est manifesté, ce qui ne s'accorde pas avec les observations, mais encore appercevoir un rapport évident entre l'intensité de cette action & celle des degrés de soulagement obtenus ou procurés? Or sur ce point l'expérience est contraire, plusieurs malades ayant été guéris par les aimans dont ils n'avoient reçu aucune empreinte, aucune lésion, aucune altération à la peau ; quelques autres, au contraire, en qui ces effets avoient eu lieu, n'ayant éprouvé aucun soulagement, comme nous en avons eu la preuve dans plusieurs personnes attaquées d'épilepsie. Ajoutons à ces raisons, que dans plusieurs observations, obſ. 15, 16, 22, 23, 26, 30, 33, 47, l'aimant n'a été employé que ſous la forme d'une plaque ſuſpendue au cou & portée ſur la poitrine, circonſtance dans laquelle ni les effets du frottement, ni l'action véſicatoire, ni la compreſſion, n'ont eu lieu d'une manière marquée.

Cette dernière réflexion ſuffit pour faire voir que ce n'eſt pas à la vertu ferrugineuſe de l'aimant qu'on peut attribuer ceux de ſes effets que nous conſidéron ici, outre qu'il ne peut y avoir de liaiſon & de rapport entre la production d'effets auſſi marqués, & la foible quantité de rouille dont quelques plaques, & quelquefois une ſeule qui eſt employée, peut imbiber la peau. Enfin, quant à l'action que l'aimant pourroit avoir ſur les molécules de fer diſſéminées dans nos humeurs, on peut, aux raiſons déja connues, & que nous avons indiquées, telles que l'abſence de ces particules dans le ſang, au moins ſous la forme & dans l'état qui les rend ſuſceptibles de l'action de l'aimant, & le peu de rapport qu'on découvriroit d'ailleurs entre l'exiſtence de ces mêmes parties & la production des affections nerveuſes; on peut dis-je, ajouter que l'uſage intérieur du fer eſt compté au nombre des remèdes les plus efficaces pour les combatre, & que ſa préſence ne nous étant connue que dans les humeurs, ce devroit être encore ſpécialement ſur les maladies humorales & matérielles que l'action de l'aimant ſe manifeſteroit, circonſtance abſolument oppoſée aux réſultats les plus conſtans de nos obſervations.

Si, dans un grand nombre de cas, des ſymptômes nerveux de différente nature, ſoit douloureux, ſoit ſpaſmodiques, ſoit convulſifs, les uns, dépendans d'une cauſe purement nerveuſe, les autres, occaſionnés ou compliqués au moins par un principe ou quelque vice humoral & matériel, ſe ſont diſſipés & affoiblis pendant l'application des aimans, ce n'eſt donc qu'à l'action vraiment magnétique de cette ſubſtance ſur les nerfs qu'on doit en attribuer la cauſe; & ſur ce point, il ne ſemble pas qu'il puiſſe reſter aucun doute, quoiqu'il ſoit raiſonnable cependant de deſirer que ces réſultats ſoient encore confirmés par de nouvelles obſervations.

Maintenant, ſi parmi les différens ordres d'effets que nous venons de faire remarquer, nous rapprochons principalement ceux qui, s'étant manifeſtés d'une manière aſſez conſtante pour qu'on ne puiſſe s'empêcher de les attribuer à l'uſage de l'aimant, paroiſſent auſſi plus manifeſtement dépendre de ſa vertu magnétique, pourrons-nous nous flatter de parvenir à déterminer quelle eſt la nature de ſon action?

Si, par un pareil rapprochement d'effets conſtamment obſervés, on ſe croit en droit de prononcer ſur cet objet, il ſemble que c'eſt une action anti-ſpaſmodique & calmante qu'on doit attribuer pour vertu plus essentielle à l'aimant. L'aimant en effet paroît avoir sur les affections nerveuses la même action que les substances anti-spasmodiques. Non-seulement son application en calme les accidens dans le moment, comme font les anti-spasmodiques dans ce qu'on appelle le traitement du symptôme; mais, semblable encore en cela aux mêmes substances, il dissipe les affections de ce genre en les attaquant dans leur principe. Un autre caractère essentiel des substances anti-spasmodiques, est de manquer quelquefois leur effet, & de produire même de l'irritation dans les accidens. L'observation semble nous faire entrevoir la même manière d'agir dans l'aimant. Il est encore dans la nature de ces substances, de rester nulles ou insuffisantes quand les affections ne dépendent point du vice propre des nerfs, & dans celles de ce genre lorsque les accidens nerveux sont portés au plus haut point. L'aimant ne présente-t-il pas la même insuffisance d'action dans plusieurs de nos observations sous l'un & l'autre de ces rapports, comme nous l'avons fait remarquer? & quant au premier, n'aurions-nous pas une nouvelle preuve d'analogie ou d'identité dans les métastases qu'occasionnent les anti-spasmodiques employés pour les maladies nerveuses humorales dont le principe est mobile, au moins facile à déplacer, si les exemples de cette nature, que nous avons rapportés, doivent être admis & reconnus?

Mais est-ce uniquement une action nerveuse qu'on doit reconnoître dans l'aimant; & n'en a-t-il pas une véritablement humorale, manifestée par son efficacité dans des maladies qui, pour être même des affections des nerfs, reconnoissent cependant pour principe de production ou de complication, une cause de cette nature? Ne doit-on pas lui assigner aussi une vertu apéritive, discussive, évacuante, relativement à ses effets sur les sécrétions & les humeurs? En admettant même que l'action de l'aimant soit purement nerveuse, est-ce une qualité uniquement anti-spasmodique & calmante qu'on lui doit attribuer? & n'a-t-il pas une action irritante, tonique & fortifiante, indiquée par sa propriété d'exciter le principe de la chaleur, par les effets d'irritation qu'il paroît produire en certains cas dans les affections nerveuses; enfin par sa propriété reconnue de convenir dans quelques-unes des affections de ce genre qui dépendent de l'affoiblissement des nerfs?

Sur ces différens points, nous pensons qu'on doit prononcer avec la plus grande circonspection. Nous avons en effet rapporté plusieurs affections nerveuses de l'espèce de celles qui sont ainsi réputées vraiment humorales ou matérielles dans leur principe, & dans lesquelles l'aimant paroît avoir agi avec succès. Tels sont les maux de dents, le rhumatisme, celles des épilepsies que nous avons rapportées, qu'on peut regarder comme

comme ſympathiques, obſ. 44, 45, les coliques néphrétiques, obſ. 11, les affections hyſtériques accompagnées de la ſuppreſſion des régles, obſerv. 38, 39, 41, & l'affection douloureuſe de la face, ſi, comme le penſe M. Fothergill, elle prend ſa ſource dans une acrimonie particulière des humeurs. Mais, outre que nous avons vu que dans les affections de ce genre l'aimant paroît avoir moins d'efficacité, ne doit-on pas obſerver d'abord que ces exemples ne ſont pas aſſez nombreux pour qu'on puiſſe prononcer affirmativement, d'après leur connoiſſance, que le ſoulagement dont ils nous montrent l'application de l'aimant ſuivie, fût dû véritablement à ſon action? En admettant même des exemples de cette nature ſuffiſamment multipliés, pourroit-on, par cela ſeul, ſe croire fondé à reconnoître dans l'aimant une action humorale? Ne devroit-on pas remarquer auparavant, que parmi les affections que la nature de leur cauſe la plus ordinaire fait ranger au nombre des maladies de ce genre, il y en a qui ſont purement nerveuſes; qu'il y a des rhumatiſmes purement nerveux, des irritations purement nerveuſes de la matrice, de la veſſie, des odontalgies nerveuſes? Avant de ſe croire autoriſé à reconnoître dansl 'aimant une action humorale & matérielle, par l'obſervation de ſon efficacité dans des affections dont tel eſt au moins le caractère apparent, n'eſt-il pas néceſſaire de s'attacher à bien diſtinguer ſi ce caractère eſt réel? Il eſt d'ailleurs reconnu que les remèdes même anti-ſpaſmodiques ont une action quelconque ſur les accidens ou ſymptômes nerveux que produiſent les cauſes morbifiques humorales en irritant les nerfs, action plus ou moins marquée, ſuivant que l'état d'irritation dépend plus de la foibleſſe ou de l'érétiſme des nerfs, que de l'énergie de la cauſe qui les irrite. On peut d'autant moins révoquer en doute cette action des anti-ſpaſmodiques ſur les affections nerveuſes humorales, que la pratique nous offre tous les jours de nombreux exemples des ſuites fâcheuſes que l'uſage imprudent de ces remèdes produit en pareils cas, puiſqu'on voit, pour l'ordinaire, ſuccéder à la ceſſation des douleurs, des accidens qui indiquent que la cauſe humorale eſt reſtée fixée plus profondément ſur tel ou tel organe, ou qu'elle s'eſt portée en ſe déplaçant ſur d'autres viſcères; car les accidens nerveux doivent être auſſi, dans quelques circonſtances, regardés comme des efforts ſalutaires de la nature.

Ces réflexions, s'il en étoit beſoin, pourroient être en pluſieurs points confirmées par les réſultats de nos obſervations. Ainſi, dans l'obſervation 11, l'affection des reins ne dépendoit-elle pas d'une cauſe purement nerveuſe, & dès-lors très-diſtincte de celles qui produiſent les coliques néphrétiques ordinaires? Dans les obſervations 38, 39, 40, 41, l'affection de la matrice n'étoit-elle pas abſolument hyſtérique ou nerveuſe, notamment dans l'obſerv. 38, où la ſuppreſſion & les accidens qui la suivirent avoient été occasionnés par de vives affections de l'ame? Dans cette même observation, les accidens de la maladie principale étant augmentés, l'aimant ne cessa-t-il pas d'avoir de l'action? Quant aux vives douleurs de la face, dont les malades, obs. 1, 3, ne furent pas guéris, tandis que la malade, obs. 2, obtint un soulagement complet, n'est-ce pas au caractère de l'affection, plus nerveux dans une femme que dans les hommes, qu'on pourroit assigner cette différence? car on ne doit pas l'attribuer à ce que, dans cette observation, l'aimant porté en armure a pu produire des effets plus marqués, puisque, dans l'observ. 1, le malade avoit porté l'aimant de la même manière pendant plusieurs mois. Relativement aux autres douleurs de la face, ne voyons-nous pas les maux de dents dissipés dans les observations 4, 5, 6, où il n'est fait mention d'aucune cause humorale, d'aucune apparence de fluxion, tandis que dans l'obs. 7, où le principe rhumatismal étoit évident, l'application de l'aimant, longtemps répétée, n'a eu aucun effet sur la cause de la douleur? Enfin, qui pourroit nier que dans les observ. 8, 45, les premiers accidens de la vessie, la paralysie, les douleurs du bras, n'ont pas été occasionnés par le déplacement de l'humeur refoulée à l'intérieur, ou plus particulièrement fixée sur les organes?

Mais, en s'attachant à des considérations plus générales, ne voit-on pas que dans celles des affections purement nerveuses que nous avons rapportées, qui étoient compliquées avec un vice humoral dont elles étoient absolument indépendantes, l'aimant, en dissipant ces affections, n'a rien opéré sur la cause de la complication? Nous en avons eu plusieurs exemples. Mais ne remarquons-nous pas aussi que dans les affections nerveuses vraiment humorales, c'est-à-dire, auxquelles on pouvoit reconnoître un principe matériel, non pas pour complication, mais pour cause, l'aimant n'a agi que sur les symptômes nerveux qu'il réprimoit, & nullement sur la cause qui les occasionnoit & qu'il n'a pas détruite? Ainsi, dans les obs. 1, 3, l'aimant n'avoit d'action que sur les accès de la douleur qu'il calmoit, & n'en avoit aucune sur la cause qui renouveloit toujours son action avec la même vivacité. Ainsi, dans les épilepsies sympathiques, obs. 44, 45, l'aimant paroît n'avoir fait qu'éloigner ou cesser les accès, la cause du mal & notamment, dans l'observation 44, l'engourdissement de la main subsistant toujours. De même dans le rhumatisme, le principe humoral s'est trouvé déplacé, ou subsistant, obs. 7, 8, les douleurs étant calmées.

Quant à l'efficacité reconnue dans l'aimant, d'exciter certaines sécrétions, de rappeler la chaleur dans des parties qui en sont naturellement privées, on doit remarquer que ceux des résultats de nos observations, qui semblent indiquer ces différentes propriétés dans l'aimant, ne sont pas suffisamment multipliés pour en assurer la réalité. Mais ne sait-on pas d'ailleurs que les causes qui président aux sécrétions dans l'économie animale, ainsi qu'au développement, à la distribution de la chaleur, sont singulièrement régies par l'action nerveuse? Dans les maux de nerfs, les attaques ne sont-elles pas souvent accompagnées d'impressions de chaleur & d'ardeurs brûlantes, ou d'un sentiment, d'un état de refroidissement marqué? Le spasme, en se portant à la peau ou sur les intestins, ne peut-il pas intercepter les sécrétions qui se font dans ces parties? La même cause, l'état d'éréthisme ne s'oppose-t-il pas fréquemment, dans les maladies même humorales, au développement des efforts de la nature, aux mouvemens des humeurs & des crises? Des sécrétions favorisées ou rétablies, des parties rappelées à leur degré de chaleur naturelle, des effets marqués & même salutaires, opérés dans des affections humorales, peuvent donc dépendre de la seule énergie nerveuse dont la nature a doué un certain ordre de substances, & n'indiquer aucune autre vertu dans celles qui ont opéré ces changemens.

Mais en reconnoissant la vérité de ces premières réflexions, la vertu de l'aimant est-elle au moins uniquement anti-spasmodique? Les effets d'irritation, l'augmentation des accidens ou symptômes nerveux qu'on voit survenir quelquefois après l'application de l'aimant, quand même ils seroient reconnus comme des effets assurés de son action, n'annonceroient point encore, dans cette substance, une autre vertu essentiellement différente. On sait que ce caractère convient aux anti-spasmodiques proprement dits; & si, parmi les affections dans lesquelles l'aimant a paru montrer quelque efficacité, on compte des maladies du genre de celles qui reconnoissent pour principe un véritable défaut d'action de la part des nerfs, & dont la cause exige manifestement des médicamens irritans pour les combattre avec succès, ne doit-on pas remarquer que plusieurs des affections qui semblent présenter ce caractère, dépendent quelquefois au contraire d'un état opposé? L'action nerveuse, lorsqu'elle est portée trop loin, nuit aux différentes fonctions des nerfs dont elle suspend l'exercice, comme si leur action étoit entièrement abolie. N'y a-t-il pas un état de contraction nerveuse qui anéantit le mouvement, & détruit le sentiment dans certains organes, comme l'état de paralysie réelle? &, pour cette raison, ne distingue-t-on pas deux sortes de paralysie; l'une accompagnée de contraction, & l'autre de relâchement? Or, dans la première de ces deux espèces, est-ce par une autre vertu que celle des anti-spasmodiques, que l'on parvient à rétablir les parties lésées dans l'état naturel? Ces réflexions se trouvent confirmées par plusieurs résultats de nos observations. Ainsi la paralysie dont la malade, obs. 36, proissoit affectée, étoit évidemment un état de contraction, un excès de ſpaſme, tandis que dans l'obſervation 39, c'étoit une paralyſie réelle. Ainſi pluſieurs autres affections analogues, telles que le vertige, & toutes celles qui étoient accompagnées d'étourdiſſemens, d'évanouiſſemens, de fréquentes foibleſſes, de l'affoibliſſement de la vue, de la difficulté de la parole, dépendoient d'un état hyſtérique, au moins véritablement ſpaſmodique. Ainſi les friſſons irréguliers, les impreſſions de froid habituel ſe préſentoient dans des attaques de nerfs violentes, dans des convulſions hyſtériques. Enfin les exemples de tremblement que nous avons rapportés, loin de tenir de la paralyſie, étoient plutôt des mouvemens ſpaſmodiques & convulſifs, qui, de même que le treſſaillement à un bruit inopiné, annonçoient moins un défaut d'action dans le genre nerveux, qu'un état de tenſion & d'activité augmentée.

Mais ne doit-on pas au moins rapporter à l'affoibliſſement des nerfs, à cet état qu'on nomme foibleſſe du genre nerveux, pluſieurs affections, notamment celles qu'en dernier lieu nous venons de citer, dans leſquelles l'aimant ayant paru montrer une efficacité marquée, il n'a pu produire des effets heureux qu'en le rangeant au nombre des médicamens toniques & fortifians? On ne peut révoquer en doute cette vérité. Mais ne ſait-on pas auſſi que, comme il y a deux eſpèces principales d'affections des nerfs, l'une avec éréthiſme ou tenſion, & l'autre avec atonie ou affaiſſement nerveux, on reconnoît auſſi deux eſpèces diſtinctes d'anti-ſpaſmodiques, les uns fortifians & toniques, & les autres relâchans? Lors même qu'en attribuant à l'aimant une action du premier genre on le claſſeroit parmi les anti-ſpaſmodiques, on ne ſe tromperoit donc pas en tout point: il n'y auroit erreur au plus que ſur l'eſpèce, & non ſur le genre. Mais on peut ajouter que ce ſont principalement les anti-ſpaſmodiques fortifians & toniques qui forment la claſſe des anti-ſpaſmodiques proprement dits, les relâchans n'ayant de rapport avec les affections nerveuſes, qu'en ce qu'elles préſentent de commun avec un grand nombre de maladies d'un genre différent, & nullement en ce qu'elles ont de nerveux, c'eſt-à-dire de propre & de particulier. On doit encore remarquer que c'eſt cet état qu'on déſigne ſous le nom d'affoibliſſement du genre nerveux, qui donne plus ſpécialement naiſſance aux affections particulièrement appelées maladies ou maux de nerfs, de quelque eſpèce qu'elles ſoient, ſoit douloureuſes, ſoit ſpaſmodiques, ſoit convulſives. La plus ſaine pratique & l'obſervation ſont d'accord ſur ce point, comme le prouvent le genre de traitement le plus généralement employé contre les affections de cette nature, qui conſiſte dans l'uſage des bains froids, de la glace, du quinquina, du mars, des eaux minérales ferrugineuſes, & la nature même des ſubſtances reconnues pour plus particulièrement efficaces en pareils cas, & auxquelles on a donné le titre de remèdes nervins ou anti-spasmodiques. Comme c'est plus spécialement à cette classe que l'aimant semble se réunir, ainsi que le prouvent les principaux caractères que nous avons fait remarquer dans la manière d'agir de cette substance, on voit donc que la nature des différens effets qu'il paroît produire, des différentes affections dans lesquelles il paroît convenir, loin de forcer à reconnoître en lui une autre action que l'action anti-spasmodique, peut conduire au contraire à lui confirmer exclusivement cette vertu; d'où il suit qu'on ne doit pas, au moins sans avoir égard à ces différentes réflexions, lui attribuer d'autres propriétés.

Ce que nous venons de dire dans la vue de déterminer la manière d'agir du magnétisme, ne doit être admis, & nous prions nous-mêmes qu'on ne l'admette qu'après avoir été confirmé par de nouveaux faits. Mais si nos observations ne nous ont pas mis en état d'approfondir un point aussi important, nous les regardons au moins comme suffisantes pour établir, d'une manière incontestable dans l'aimant, l'existence d'une action salutaire, véritablement magnétique & directe sur nos nerfs. Cette action se démontre sur-tout par trois résultats principaux.

Le premier est celui que présentent celles de nos observations (obs. 1, 3, 5, 6, 7, 17.), dans lesquelles les malades n'ayant employé que des aimans isolés, ils ont constamment éprouvé que les accidens cessoient invariablement lorsqu'ils présentoient l'aimant aux parties affectées, cet effet se renouvelant aussi souvent que les accidens eux-mêmes se répétoient, s'ils n'étoient pas portés au plus haut degré, le soulagement qui en résultoit paroissant proportionné à la force des aimans que l'on employoit, le contact ne paroissant pas nécessaire pour qu'il eût lieu; l'aimant d'ailleurs, même à une certaine distance, paroissant exercer sur le principe de la douleur une action marquée. Nous ne connoissons aucuns exemples aussi frappans, aussi démonstratifs de l'action de l'aimant; les auteurs, au moins dans le grand nombre de ceux qui nous sont connus, ne nous en ont point présenté.

Une seconde preuve de l'action de l'aimant, plus remarquable encore, & qui se trouve confirmée par un grand nombre d'observations, est le retour subit des accidens qu'on a vu si souvent se renouveler quand on enlevoit trop tôt les plaques aimantées, & leur nouvelle disparition succédant aussitôt, & sur-tout aussi constamment quand on replaçoit les garnitures. Quoiqu'on trouve quelques exemples de cette circonstance dans les observations qui ont été publiées (7), cependant elle n'a jamais fait l'impression qu'elle devoit produire, parce

(7) *Obs. du Mercure de France, &c.* L'effet de l'aimant, quoique n'étant pas absolument passager ou momentané, ne s'étendoit pas au-delà de trois jours.

qu'elle n'avoit pas été suffisamment confirmée par des faits nombreux. Pour la présenter ici dans toute sa force, nous allons rapprocher ceux que nous offrent nos observations.

Nous en avons deux exemples dans les douleurs rhumatismales. M. de Boynes, obs. 8, ayant quitté trop tôt les plaques aimantées, se croyant guéri, fut repris de ses douleurs, que l'application des mêmes plaques fit cesser de nouveau. Me Dugage, obs. 10, éprouvoit quelquefois, pendant la nuit, que ses douleurs la reprenoient. La plaque qu'elle portoit sur la région de l'estomac se trouvoit dérangée, & il suffisoit de la remettre en place pour les calmer. La même précaution suffisoit dans l'obs. 48, pour faire cesser le hoquet, dont la malade éprouvoit quelquefois le retour. Les palpitations nous ont offert aussi de pareils exemples. La dame Miraumont, obs. 22, sentoit ses palpitations renaître pendant les huit jours qu'elle restoit privée de sa croix magnétique, lorsqu'elle la faisoit aimanter. M^e. Desmoulins, obs. 23, s'é-

---

Obs. de Venise. Pour s'assurer de la réalité de son action, on retira l'aimant, & tout-à-coup les convulsions recommencèrent avec des symptômes dangereux; mais l'aimant ayant été appliqué de nouveau, elles se calmèrent subitement.

Obs. de M. Unzer. Les accidens revenoient aussitôt qu'on ôtoit l'aimant, & se dissipoient quand on le remettoit. On s'assura de ce fait par plusieurs épreuves.

Obs. de M. Bauer. Le malade ayant cessé en deux circonstances l'usage de l'aimant, se croyant guéri, fut repris quelques jours après de ses accidens, qu'une nouvelle application des aimans fit chaque fois disparoître.

Obs. 4e. de M. Heinsius. La malade ayant ôté les plaques qu'elle trouvoit incommodes, la douleur revint aussitôt, & se dissipa insensiblement.

Obs. 5, pag. 89, M. De Harsu. Après quarante jours de soulagement, les douleurs rhumatismales revinrent par l'absence des aimans, & disparurent de nouveau par une seconde application *Observ. 22, pag. 118.* La malade ayant éprouvé des chagrins qui avoient fait reparoître une partie de ses maux, eut recours à l'aimant qu'elle avoit entièrement abandonné, contre l'avis de son médecin. L'aimant les fit de nouveau disparoître en peu de jours.

Obs. de M. Descemet. Des douleurs occasionnées par une fluxion sur les dents, se calmoient par l'application de l'aimant, & revenoient quand l'aimant étoit ôté. — Une douleur aiguë à l'extrémité sternale de la clavicule droite, dissipée par l'application d'une croix aimantée sur la partie douloureuse, revint plus forte, & persista même, le malade ayant repris la croix & la tenant de la main droite; en la tenant de la main gauche, elle diminua & cessa entièrement.

Obs. de M. Missa. Pour peu que l'aimant fût ôté, les tremblemens se faisoient sentir de nouveau, comme avant son application.

Observ. de M. Buch'oz, Nat. consid. tom. 5, 1771. Le malade n'avoit pas plutôt quitté ses bracelets, qu'à l'instant le tremblement très-considérable qu'il éprouvoit dans les mains & dans tout le corps, recommençoit.

Obs. de Cosnier. Aussitôt que les plaques étoient dérangées & ne touchoient plus la plante des pieds, la chaleur redevenoit insupportable, & ne se dissipoit que par le renouvellement du remède. Le fait fut constaté plusieurs fois.

tant de même privée de celle qu'elle portoit, éprouva dès le soir même & pendant la nuit, une violente attaque de palpitation. M^e^. la Neuville, obs. 26, en éprouva aussi un violent accès pendant la nuit, pour avoir ôté le soir la plaque aimantée qu'elle portoit sur la région du cœur. La même malade, M^e^. la Neuville, ayant tenté de quitter les aimans qu'elle portoit sur la tête pour des douleurs qu'elle y souffroit, sentit peu de jours après les douleurs se renouveler. Dans tous ces cas, l'aimant appliqué de nouveau fit disparoître les accidens. Dans l'obs. 19, le malade ayant négligé un soir de replacer une des pièces aimantées dont il faisoit usage pour des crampes de poitrine, se réveilla la nuit, en assurant qu'il n'avoit jamais éprouvé une pareille suffocation.

De violentes convulsions, calmées depuis long-temps par l'action de l'aimant, se sont de même réveillées & dissipées, les plaques étant ôtées & remises en situation. La malade, obs. 33, en eut une violente attaque en dînant, en présence de M. Desperrieres, ayant oublié, en s'habillant, de suspendre à son cou la plaque qu'elle portoit sur la région de l'estomac. M^e^. la Baronne de C***, obs. 34, en éprouva aussi de beaucoup plus violentes qu'à l'ordinaire, après avoir quitté une partie de ses aimans, dans l'intention de s'assurer si elle devoit à leur action le soulagement dont elle jouissoit. F**. obs. 44, ayant pensé, dans son premier traitement, qu'il ne devoit sa guérison qu'aux remèdes dont il faisoit usage en portant l'aimant, prit le parti de le quitter; &, peu de temps après, il eut un nouvel accès, ce qu'il n'avoit pas éprouvé depuis neuf mois, & qu'il n'éprouva point encore pendant plus de deux années ensuite, en faisant usage uniquement des aimans. Enfin Gallot, obs. 30, & Guigard, obs. 43, se trouvoient susceptibles de tressaillemens à un bruit inopiné quand on avoit ôté l'aimant, & ils cessoient d'y être sensibles quand on l'avoit replacé. Les épreuves auxquelles le dernier de ces deux malades fut soumis, méritent sur-tout la plus grande attention.

Nous avons une troisième preuve (8) non moins importante à rapporter, & qui dépend en quelque sorte de celle que nous venons d'exposer. C'est le bien-être & le nouveau degré de soulagement que

(8) *Obs. de M. Unzer.* Lorsque la vertu de l'aimant étoit affoiblie ou devenue inégale, la maladie revenoit aussitôt.

Obs. 17, pag. 108 de M. De Harsu. Les aimans placés sous les matelas ayant perdu de leur vertu, les crampes reparurent, & se dissipèrent les pièces ayant été aimantées de nouveau.

Obs. 2e. de M. Filliet, pag. 152, 154, ibid. Le malade annonçoit que quand les pièces avoient été nouvellement aimantées, il en ressentoit plus d'effet. — Les accidens ayant augmenté dans une circonstance pendant le traitement, on eut lieu de l'attribuer à ce que les pièces avoient perdu totalement leur vertu. — *Obs. 3e. pag. 159.* En aimantant de nouveau les pièces & augmentant leur force, le malade recouvra tout ce qu'il avoit perdu.

plusieurs malades assurent avoir constamment éprouvés au renouvellement des garnitures, & la diminution dans l'un & l'autre qui se faisoit remarquer quand la vertu des aimans commençoit à s'affoiblir. Les observations 14, 23, 33, 39, 45, nous en offrent la preuve, notamment l'obs. 14, dans laquelle la malade sentit ses anciens maux de nerfs se renouveler, & les vit cesser subitement en changeant le bandeau d'aimant dont elle faisoit usage, & qu'elle portoit depuis six mois ; l'observation 33, dans laquelle cet effet de l'aimant s'est si sensiblement manifesté, & l'observation 45, qui seule paroît nous en offrir à-la-fois plusieurs exemples.

Ces faits méritent une grande attention ; ils sont une preuve incontestable & sensible de l'action de l'aimant, & cette action est véritablement magnétique. Car à quelle autre cause pourroit-on attribuer des effets qui, étant, comme nous l'avons vu, aussi indépendans des autres manières d'agir qu'on peut reconnoître dans l'aimant, paroissent au contraire si évidemment liés à l'action qu'il peut avoir sous ce rapport ; qui, comme ceux du premier genre, semblent non-seulement proportionnés au degré de force magnétique des pièces aimantées, mais encore avoir lieu dans des circonstances où ce fluide, tel qu'il existe dans le tourbillon qui se répand autour des aimans, est seul appliqué aux parties affectées ; qui, comme ceux du troisième genre, paroissent s'affoiblir ou s'accroître dans la même proportion que le fluide dont les plaques sont pénétrées ; qui enfin, comme ceux du second genre, cessent d'avoir lieu, recommencent ou persistent, suivant que ce même fluide continue, cesse ou recommence d'être appliqué à la surface du corps ? Pourroit-on, après ces faits, contester à l'aimant, considéré comme substance magnétique, une action au moins sur nos nerfs, réelle & salutaire, si toutefois on ne peut encore déterminer avec précision quelle en est la nature ?

Cette action de l'aimant n'a guère été que palliative. Le retour des accidens, qui s'est annoncé dans plusieurs malades, comme nous venons de le rapporter, après avoir quitté trop tôt les aimans, prouve que leur usage n'avoit fait qu'assoupir le mal, & l'enchaîner. Parmi les personnes qui sont le sujet de nos observations, le plus grand nombre continue, après plusieurs mois, plusieurs années même, de porter les armures, les unes averties par des rechutes du besoin qu'elles ont de le faire, & d'autres déterminées seulement par l'exemple des premières & par nos conseils, ignorant dès-lors s'il leur seroit permis de renoncer aux aimans. Quelques-unes, seulement en petit nombre, ont cessé d'en faire usage : tels sont les malades des observations 4, 5, 6, 7, 8, &c. encore doit-on remarquer que dans ce dernier cas, le malade a continué de porter une plaque aimantée sur la

région

région de l'estomac, & que dans la précédente, c'est par l'extirpation des dents gâtées que la guérison radicale fut obtenue.

Mais cette action de l'aimant ne pourra-t-elle pas devenir véritablement curative ; & loin d'être uniquement anti-spasmodique & nerveuse, ne pourra-t-on pas en étendre également l'application au traitement des affections nerveuses paralytiques, & des maladies humorales & matérielles ? C'est ce que le temps seul, & une connoissance plus approfondie des effets du magnétisme, jointe à de nouveaux degrés de perfection dans la méthode de l'administrer, peuvent nous apprendre. Car il est à présumer que de nouvelles observations nous instruiront sur ces différens points, si plusieurs moyens annoncés par quelques auteurs, & différens de ceux dont nous nous sommes plus particulièrement servis, tels sont sur-tout l'usage de l'eau aimantée employée en boisson, en bains, demi-bains & fomentations, & celui des forts aimans ou pièces isolées, ont eu véritablement tous les succès que les observations qui s'y rapportent paroissent annoncer. Au moins, en se bornant à la méthode actuelle, on peut se promettre des avantages réels de son usage bien dirigé dans les affections si rebelles & si multipliées, connues sous le nom de maladies de nerfs.

Maintenant rapprochons & présentons les divers résultats qui naissent des réflexions & des observations que nous venons d'exposer.

1°. On ne peut méconnoître dans l'aimant appliqué en amulette, une action réelle & salutaire.

2°. Cette action est indépendante, dans l'aimant, des qualités ou propriétés qui lui sont communes avec les autres corps, & par lesquelles l'application des pièces aimantées peut avoir une action générale ou commune sur l'économie animale : telles sont l'impression de froid, la pression, le contact, le frottement, les plaques étant appliquées à nu & serrées étroitement sur la peau.

3°. Cette action de l'aimant est également distincte de celle qu'il peut avoir sur le corps humain, comme substance ferrugineuse, & de celle qu'il exerce sur le fer, comme substance attractive, quoiqu'elle paroisse dépendre cependant du même principe, cette action paroissant s'affoiblir évidemment & se rétablir en même proportion que les plaques aimantées acquièrent ou perdent de leur vertu attractive ou de leur action sur le fer.

4°. Cette action de l'aimant paroît être une action immédiate & directe du fluide magnétique sur nos nerfs, sur lesquels il paroît avoir une influence non moins réelle que sur le fer : il paroît n'en avoir aucune directe & particulière sur les fibres, sur les humeurs, sur les viscères.

5°. Par cettte action, l'aimant ne paroît pas convenir dans le trairement des affections décidément humorales, ou organiques & matérielles, mais dans les affections purement ou plus particulièrement nerveuses.

6°. Les affections de ce genre, auxquelles l'aimant convient préférablement, ne sont pas les affections dépendantes du défaut d'action des nerfs, mais celles qui reconnoissent pour cause principale l'action des nerfs augmentée : telles sont les spasmes, les convulsions, les vives douleurs.

7°. Sous ce rapport, l'aimant se range naturellement dans la classe des anti-spasmodiques, classe qu'il semble ainsi enrichir, comme l'électricité a enrichi celle des substances irritantes, apéritives ou stimulantes, & c'est plus spécialement à l'espèce des anti-spasmodiques, toniques ou proprement dits, qu'il semble se rapporter.

8°. Cette action anti-spasmodique & nerveuse de l'aimant ne paroît être que palliative; mais rien n'annonçant qu'elle ne puisse pas devenir curative, l'efficacité même qu'on reconnoît dans l'aimant pouvant n'être pas purement nerveuse, & seulement anti-spasmodique, la nullité de toute autre action dans cette substance, spécialement d'une vertu stimulante apéritive, d'une action humorale & matérielle, n'étant pas entièrement démontrée, il suit de ces différens points, qu'il est important de continuer les recherches & de multiplier les épreuves sur cet objet.

9°. La méthode magnétique paroissant être elle-même susceptible de plusieurs degrés de perfection, c'est une nouvelle raison de s'appliquer à la modifier, à l'observer dans tous ses effets & sous tous ses rapports.

10°. Au moins, en se bornant à la méthode actuelle, les avantages du magnétisme en médecine ne peuvent être méconnus & contestés.

11°. L'aimant a donc sur le corps humain un autre principe d'action que celui qui résulte de sa nature ferrugineuse, de son action attractive sur le fer, ainsi que des autres propriétés si nombreuses que l'empyrisme lui avoit attribuées; & il paroît devoir un jour devenir en médecine d'une utilité, si non aussi grande, au moins aussi réelle qu'il l'est maintenant en physique, quoiqu'on ne doive pas sans doute admettre toutes les merveilles qu'on en raconte, & qu'il y ait beaucoup à rabattre des éloges qu'on lui prodigue.

DESCRIPTION des Pièces aimantées, avec la méthode à suivre dans leur application.

DANS les obſervations que nous venons de rapporter, l'aimant a été employé de deux manières principales; car nous négligeons ici la boiſſon d'eau aimantée dont le malade, obſ. 46, a fait uſage. L'application la plus ordinaire que nous avons faite de l'aimant, a été en armure. Dans cette méthode on emploie des pièces aimantées de deux formes particulières. Les unes ſont de petits barreaux détachés, pour l'ordinaire d'un pouce de long, de quatre lignes de largeur, & d'une ligne & demie d'épaiſſeur, chacun du poids environ d'un demi-gros. On les emploie ſpécialement pour former les bracelets, les jarretières, les colliers, & les ſerre-têtes ou bandeaux magnétiques. Les bracelets (pl. 3, fig. 1.) ſont formés de cinq de ces pièces, les jarretières de douze (fig. 2.) le collier de dix (fig. 3.). Le tout eſt recouvert d'une toile ou d'un velour noir. On maintient ces pièces en ſituation par quelques points ou avec des rubans.

Au lieu de ces barreaux, on ſe ſert auſſi de plaques aimantées de forme ovale, droites où courbées. Ces plaques ſe poſent à nu ſur la peau, circonſtance qui rend leur action plus marquée. On les emploie le plus ordinairement pour les différentes parties du corps auxquelles on veut appliquer des aimans ſimples, notamment pour la nuque, la région du cœur, les bras, les jambes & la plante des pieds. On varie leur volume ſuivant le beſoin qu'on a d'augmenter la force des aimans, & leur forme ſuivant les parties auxquelles on doit les appliquer. Les plaques pour la région du cœur ſont plates ou droites (pl. 3, fig. 5, 6.); elles portent trois trous. Le ſupérieur eſt deſtiné à recevoir un ruban avec lequel on ſuſpend la pièce au cou; les deux inférieurs qui ſe trouvent ſur la même ligne ſervent à fixer un autre ruban qui doit tenir lieu de ceinture, pour empêcher la pièce de ſe porter à droite ou à gauche dans les mouvemens du corps. On couche le milieu de ce ruban en travers ſur la face de la plaque qui ne doit point toucher la peau, & on l'arrête dans cette direction avec quelques points d'aiguille : on en noue les deux extrémités en arrière ou ſur le côté. La pièce doit être aſſez deſcendue pour toucher de la pointe ou partie inférieure le creux de l'eſtomac, ou l'extrémité du cartilage xiphoïde. Les plaques pour les autres parties ſont preſque toutes plus ou moins courbées. On les applique une à une en certains endroits, ſous la plante des pieds, au bas de la jambe, ſur le milieu du bras, à la nuque, &c.; ſouvent on les réunit pour former différentes pièces, telles qu'une ceinture pour placer ſur les reins, obſerv. 9, 11; une ſuite d'aimans pour appliquer le long de la colonne épinière, obſ. 41 : on s'en ſert auſſi pour former les ſerre-têtes, les colliers, les jarretières & les bracelets. On en réunit plus ou moins pour les trois premières pièces; pour les bracelets, on emploie deux plaques ordinairement, & on les diſpoſe, en les fixant ſur un ruban, de manière qu'elles ſe trouvent l'une à la partie interne, l'autre à la partie externe du poignet ou de l'avant-bras (pl. 3, fig. 4.). Les plaques de ce dernier genre portent, à chacune de leurs extrémités, un trou, à l'aide duquel on les coud ſur des rubans. On a fait uſage quelquefois de petits aimans en forme de croix, pour la région de la poitrine. Cette forme ayant quelques inconvéniens à raiſon de ſes angles, elle eſt maintenant moins employée.

La ſeconde manière de ſe ſervir de l'aimant conſiſte dans l'uſage des barreaux aimantés que l'on préſente aux parties ſouffrantes. Ces aimans ſont ou ſimples, telle eſt ſur-tout la forme du barreau pour les dents (pl. 4, fig. 4), ou compoſés de pluſieurs lames; alors on leur donne la forme d'un fer à cheval ou de faiſceaux droits, & leur degré de force peut être varié ſingulièrement. Dans l'obſerv. 17, l'aimant pouvoit ſoutenir un poids de trente-ſix livres. Ceux que le malade, obſ. 1, employoit, portoient un poids de ſix & de douze livres. Dans l'obſ. 7, il étoit de force à ſoulever trois livres & demie. Celle de l'aimant, obſ. 3, n'eſt pas déterminée; on voit ſeulement qu'il étoit aſſez fort. Dans ces obſervations, c'étoient des aimans artificiels dont les malades faiſoient uſage. Le malade de l'obſerv. 7 employa la pierre d'aimant avec quelque apparence de ſuccès. Dans les affections locales, on n'emploie qu'un ſeul de ces aimans que l'on préſente à la partie affectée, ou que l'on y tient appliqué pendant un eſpace de temps plus ou moins long, obſ. 1, 3, 5, 6, 7. Dans les affections plus générales, on a recours à pluſieurs aimans; l'obſervation 17 nous en offre un exemple. Un des aimans ayant été placé ſur la région de la poitrine, le ſecond fut appliqué à la plante du pied du côté qui paroiſſoit le plus affecté. On employoit de même, obſ. 35, pour faire ceſſer les douleurs qui ſe renouveloient à la tête, deux barreaux aimantés pour les dents, que l'on préſentoit à chaque tempe. Les pièces de l'armure ordinaire peuvent être employées de la même manière, car il n'eſt pas néceſſaire, pour cet uſage, de donner une forme particulière aux aimans. Ainſi, dans les obſerv. 35, 38, on chargeoit d'aimans ou de pièces aimantées de cette eſpèce, les parties ſur leſquelles les douleurs ou les convulſions ſe renouveloient.

Les aimans, dans quelques-unes de nos obſervations, ayant été appliqués par M. Filliet, ſuivant la méthode de M. De Harſu, nous en donnerons ici une courte defcription. Ces aimans, ainfi que ceux de M. l'abbé Le Noble dont nous venons de parler, s'emploient en armure ou pour de fimples applications : telles font, pour le premier genre, les pièces fuivantes.

1°. La pièce (fig. 1, pl. 5.) faite de deux branches courbées en fer à cheval un peu alongé; chacune de ces pièces a neuf lignes de diftance d'une branche à l'autre dans la partie la plus éloignée, qui eft celle de leurs extrémités. Elles ont l'une & l'autre quatre lignes de largeur dans toute leur étendue, & une ligne & demie d'épaiffeur. On réunit ces deux pièces de manière qu'elles forment un ovale, le bout nord d'une pièce touchant le bout fud de l'autre, & le nord de celle-ci le bout fud de la première. Ces deux pièces étant ainfi mifes en contact & enveloppées enfemble dans du taffetas, peuvent être appliquées fur la tête à la région de la fontanelle, de manière qu'un bout foit fur le coronal & l'autre fur l'occipital. Cette même pièce peut être appliquée à la région de la poitrine, en la fufpendant au cou par un ruban. Un autre ruban, fixé à la partie inférieure, la tient affujettie, en faifant le tour du corps. On peut fe fervir des pièces formant le demi-ovale féparées pour les fluxions & migraines, en les fixant fur les tempes les cornes en bas, au moyen d'un bandeau, ou de tout autre moyen convenable. Ces pièces, fuivant M. Filliet, prennent beaucoup plus de force ou vertu magnétique que toute autre, & ne la perdent que très-difficilement. On donne aux deux pièces de cet aimant réunies, le nom d'*ovale brifé*.

2°. La figure 2, pl. 5, eft celle d'une pièce propre à être mife autour de l'oreille, le petit bout qui eft le nord en bas. Dans la partie la plus large, cette pièce a huit lignes de largeur, & trois dans celle qui l'eft moins; fon épaiffeur eft d'une ligne & demie dans toute fa longueur : fa forme doit être prife & déterminée fur celle de l'oreille dont elle embraffe en arrière le contour. Cette pièce s'emploie pour la furdité, & autres affections du nerf auditif.

3°. La figure 3, planch. 5, repréfente une plaque de trois pouces trois lignes de longueur, deux pouces deux lignes de largeur, épaiffe d'une ligne, percée de neuf trous, courbée dans fa longueur, afin de pouvoir l'appliquer à la partie fupérieure des gras de jambe ou fur la cuiffe, un pouce au deffus de la rotule. Les huit trous de côté font faits pour y coudre des rubans; le neuvième fert à défigner un des pôles & à y fixer un ruban, que l'on peut affujettir à la jarretière lorfqu'on applique la pièce fur le gras de jambe.

On peut former une pièce femblable à la précédente, mais d'une moindre étendue (pl. 5, fig. 4.); par exemple, de deux pouces huit lignes de longueur, un pouce onze lignes de largeur & d'une ligne d'épaiſſeur, pour être appliquée à la partie moyenne du bras ſur l'attache du deltoïde, ou à la partie moyenne de l'avant-bras.

4°. La figure 5, planch. 5, eſt le modèle d'une pièce plate ovale, longue de cinq pouces trois lignes, large de deux pouces, épaiſſe d'une ligne & demie, percée d'un trou à l'un de ſes bouts, à environ trois lignes du bord. Cette pièce s'applique ſous la plante des pieds pendant la nuit, en la tenant aſſujettie par le moyen de bas ou de chauſſons. Elle eſt bonne, ſuivant M. De Harſu, pour le froid des pieds, pour augmenter la tranſpiration, &c.

5°. La figure 1, planch. 4, eſt celle d'une pièce de trois pouces de long, un pouce huit lignes de large, épaiſſe d'une ligne, courbée dans ſa longueur, afin de pouvoir l'appliquer entre les deux épaules ſur les premières vertèbres dorſales. Les deux trous au bout ſupérieur reçoivent un ruban qui vient s'attacher au devant du cou, & la tient ſuſpendue. Les quatre trous à l'autre extrémité ſervent à y coudre des rubans que l'on fait paſſer ſous les bras, & qu'on noue au devant de la poitrine.

6°. La figure 2, planch. 4, repréſente une pièce propre à mettre au deſſus du poignet, à la place où les dames portent leurs bracelets. Elle a un pouce & demi de longueur, un pouce trois lignes de large & une ligne d'épaiſſeur. On enveloppe ces pièces de taffetas. Elles conviennent, dit M. Filliet, aux perſonnes qui ont une grande ſenſibilité nerveuſe, & qui ne pourroient ſupporter l'application de pièces plus fortes.

7°. La figure 3, planch. 4, eſt le modèle d'une petite pièce propre à mettre, pendant le jour, au bout du ſoulier. Elle eſt percée en devant & à chaque côté pour y coudre des rubans que l'on fixe enſuite ſur le pied.

Les pièces ſuivantes, qui ne s'emploient point en armure, ſont, 1°. (pl. 4, fig. 4.) une pièce de ſix pouces de long, amincie à l'une de ſes extrémités, dont la baſe ou l'extrémité la plus groſſe a ſix lignes de large, & l'autre extrémité deux lignes. Elle eſt propre pour les maux de dents, & ſert de même pour les douleurs d'oreille, obſervant de tourner la partie malade au nord, & de ſe ſervir du petit bout de la pièce qui doit être aimantée, de manière que ce bout ſoit le ſud. On la tient appliquée pendant quinze, vingt ou trente minutes plusieurs fois le jour.

2°. Une pièce de ſix pouces de long, ſix lignes de large & deux lignes d'épaiſſeur, applatie dans toutes ſes dimenſions (pl. 4, fig. 5.). Ces ſortes de pièces ſont propres à différens uſages, à aimanter ou communiquer la vertu magnétique à d'autres pièces. M. De Harſu les emploie pour aimanter l'eau, en les laiſſant quelque temps plongées dans une bouteille ou tout autre vaſe qu'on en a rempli.

3°. Un faiſceau d'aimans (pl. 4, fig. 6.), compoſé de huit lames longues de deux pieds deux pouces, épaiſſes d'une ligne & demie d'un bout & d'une ligne de l'autre, larges de ſeize lignes à l'une & de quatre lignes à l'autre de leurs extrémités, jointes enſemble par le moyen d'anneaux de cuivre. Cette pièce s'emploie de pluſieurs manières; pour les maux de tête, en la faiſant tenir perpendiculairement au corps, le malade étant aſſis, le pôle nord en bas ou contre la tête; pour les maux d'eſtomac, en préſentant le pôle ſud à cette partie, obſervant d'avoir la face tournée au nord; pour les douleurs du dos & des extrémités inférieures, en la poſant ſur une chaiſe & ſe tenant appuyé contre, ou la tenant à côté de ſoi pendant le jour, & la plaçant ſous le matelas ou le drap pendant la nuit. On ne doit pas être étonné que cette pièce produiſe ſon effet à travers un matelas, étant très-groſſe, très-forte, & faiſant mouvoir une aiguille de bouſſole à plus de douze pieds de diſtance.

Nous avons fait repréſenter pluſieurs de ces pièces aimantées avec le tourbillon magnétique, ſur les figures que nous a communiquées M. Filliet, qui les a obſervées & deſſinées avec ſoin (pl. 5, fig. 4, 5; pl. 6, fig. 1, 2, 3.). Ces figures donneront une idée de la manière dont le fluide circule dans les aimans, & ſe répand au dehors à plus ou moins de diſtance; elles feront connnoître auſſi comment des pièces aimantées pourroient produire des effets en les tenant cependant à quelque éloignement du corps, comme l'obſervation 1 paroît nous en offrir l'exemple.

Ils nous reſte à donner quelques principes qui doivent diriger dans l'application des aimans. Les pièces deſtinées à être employées en armure doivent être fixées, de manière à conſerver le plus conſtamment poſſible leur ſituation, les accidens ſe renouvelant quelquefois quand les pièces ſont dérangées (voyez ſur-tout obſ. 10.). On doit préférer, toutes choſes d'ailleurs égales, les pièces qui touchent la peau nue, à celles dont les aimans ſont enveloppés, la ſubſtance qui les recouvre affoibliſſant d'autant la communication de leur vertu. Ces pièces, de l'une ou l'autre eſpèce, étant ſujettes à ſe rouiller par l'effet de la tranſpiration, on doit les changer ou faire renouveler ſouvent, tous les deux ou trois mois. Pour s'aſſurer de l'action de l'aimant & de la nature de ſes effets, la prudence exige que, pendant ſon uſage, on s'abſtienne de donner d'autres médicamens. La vertu de l'aimant paroiſſant être plus ſpécialement ſédative & calmante, on doit ſur-tout éviter les remèdes & toutes les ſubſtances qui, pouvant irriter les nerfs, s'oppoſeroient à ſon action. On détermine le nombre des plaques, le choix des aimans quant à la forme, & le lieu de l'application, ſuivant la nature ou l'eſpèce d'affection que l'on a à combattre. On emploie les aimans isolés que l'on présente aux parties souffrantes, pour les accidens nerveux qui se renouvellent par accès très-multipliés: tels sont les maux de dents, les vives douleurs ou l'affection douloureuse de la face, &c. On peut aussi, contre ces maux, employer l'aimant en armure, comme on le voit dans les observations 2 & 4, & même réunir les deux méthodes, comme dans les observations 1, 35, 38. Relativement aux armures, on applique les pièces de préférence dans la région des parties affectées. Si l'affection est générale, & dépend d'un dérangement de tout le systême nerveux, on met une garniture complette, & l'on distribue les aimans également de chaque côté du corps. Dans tous les cas, c'est sur l'épigastre ou le creux de l'estomac que l'on a soin d'en placer plus particulièrement. On ne doit en multiplier le nombre qu'avec réserve; on l'augmente à proportion des effets déja produits par les premières pièces appliquées. A chaque changement des garnitures, on doit substituer sur le champ de nouvelles pièces, les malades, dans l'espace de temps qu'ils restent sans aimans, étant sujets à voir leurs accidens se renouveler.

FIN.

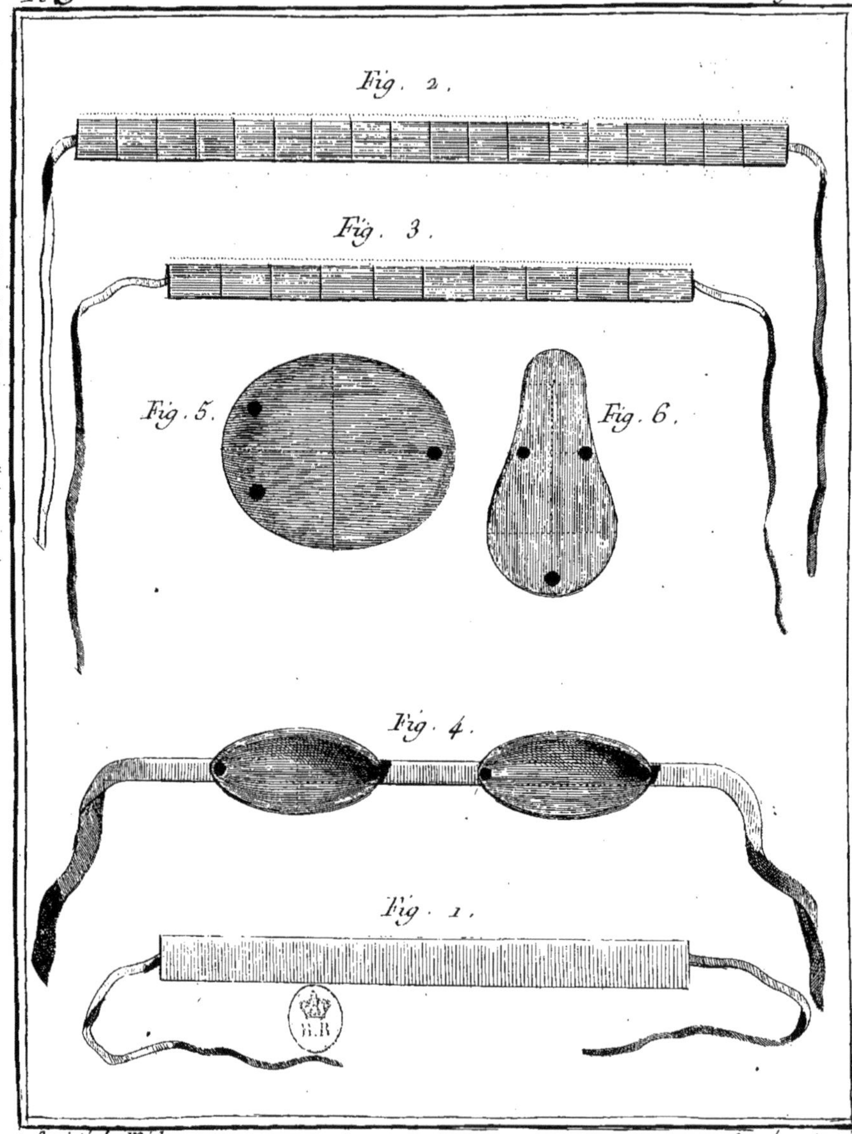
Fig. 2.
Fig. 3.
Fig. 5.
Fig. 6.
Fig. 4.
Fig. 1.

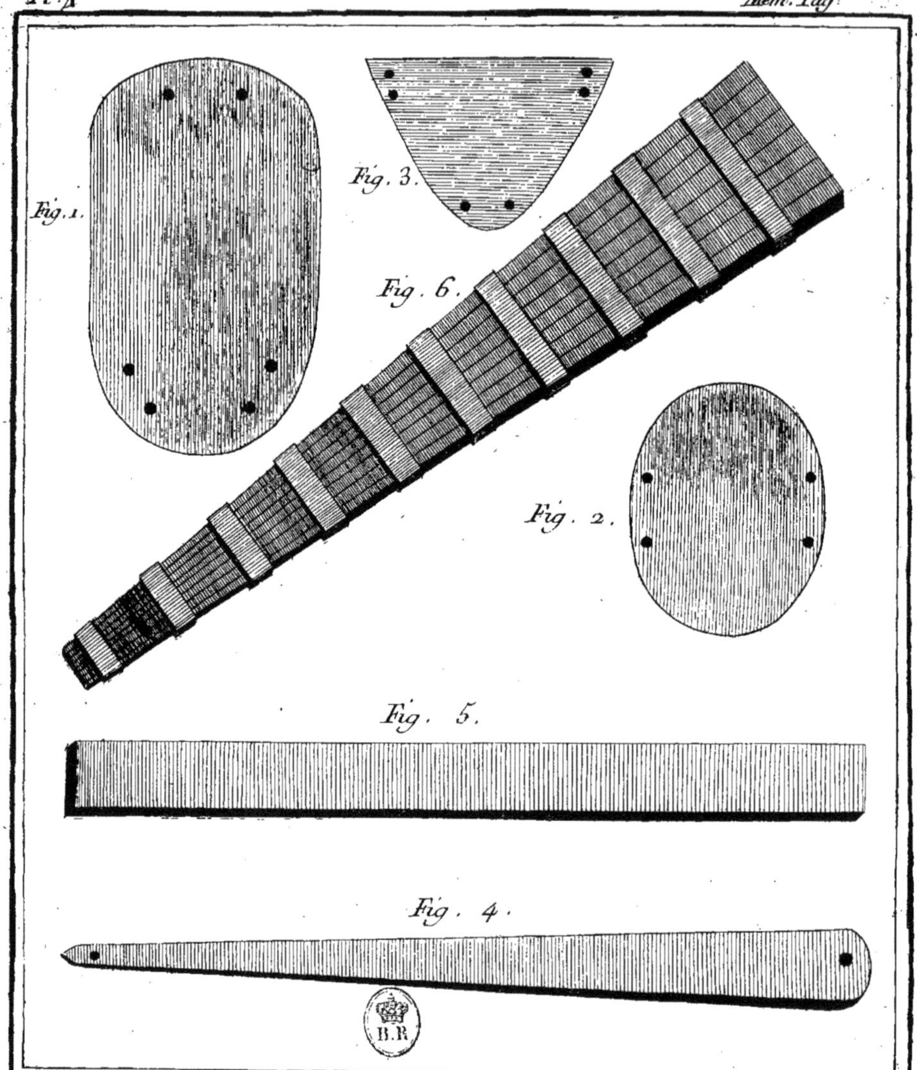
Fig. 1.
Fig. 3.
Fig. 6.
Fig. 2.
Fig. 5.
Fig. 4.

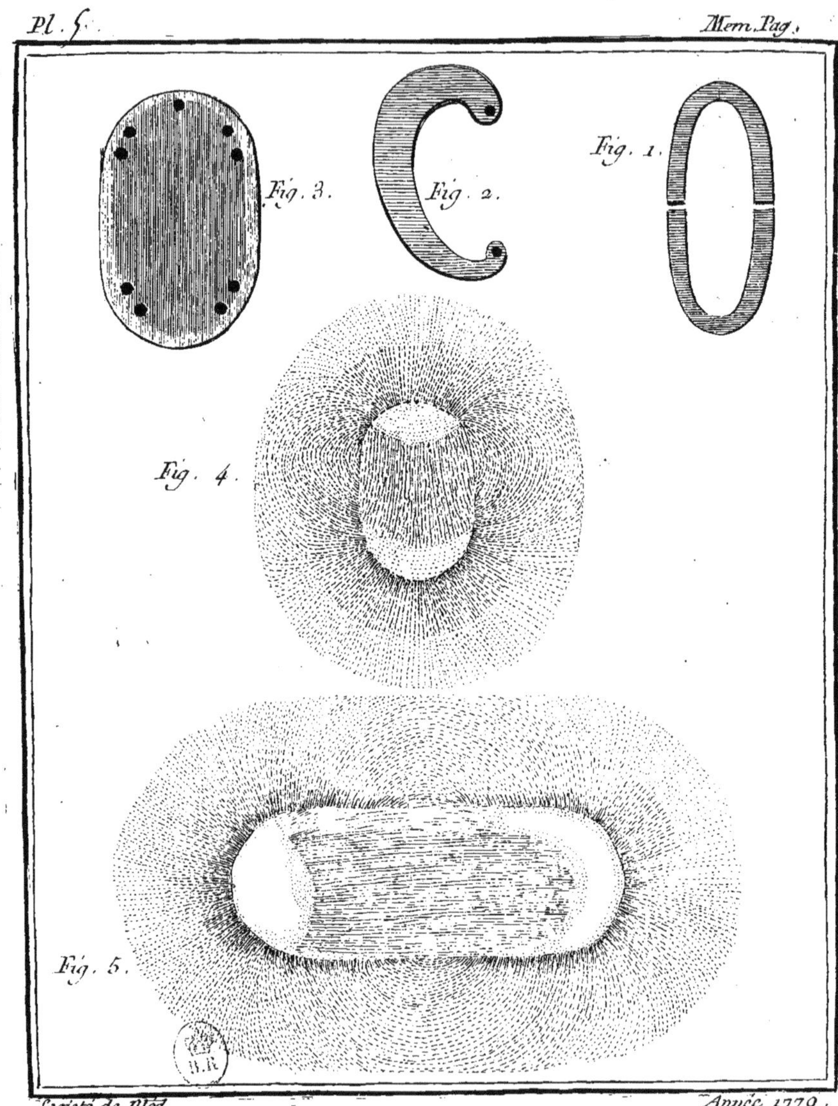

Fig. 1.
Fig. 2.
Fig. 3.
Fig. 4.
Fig. 5.

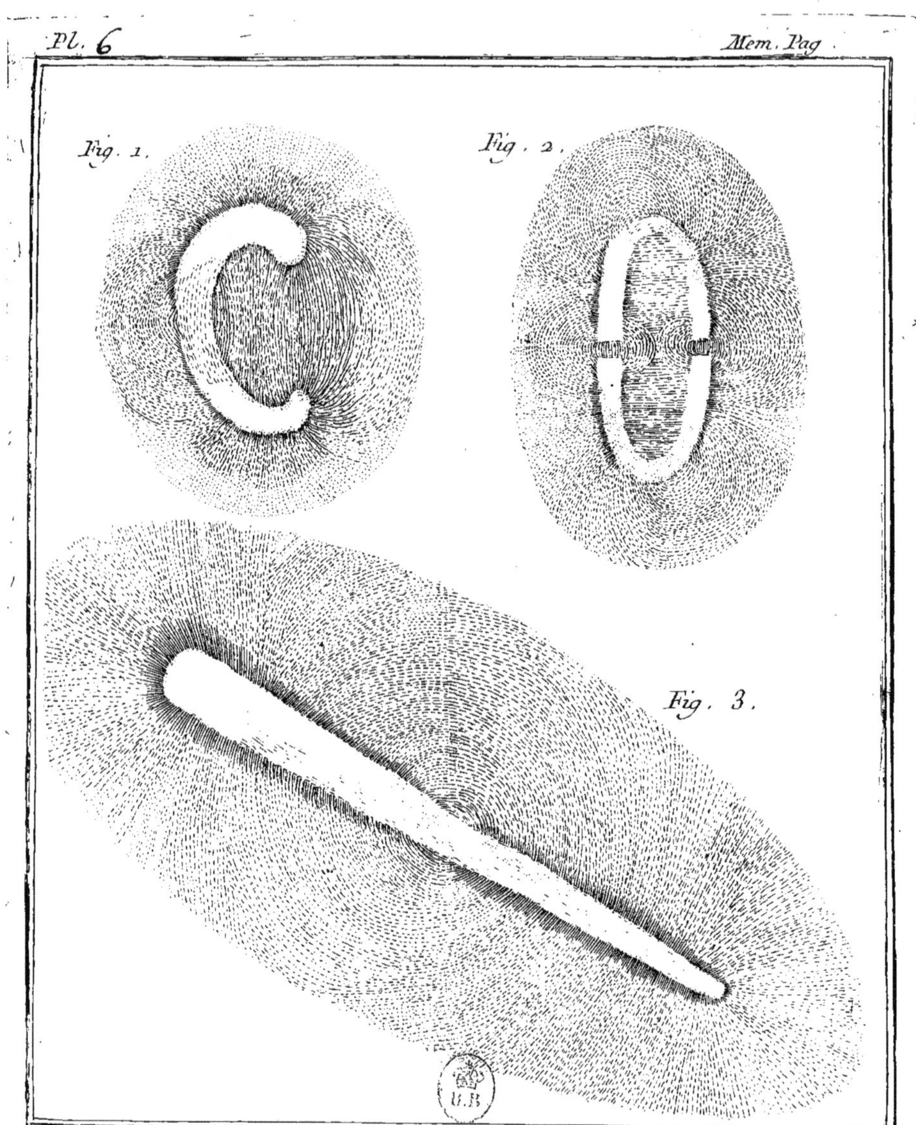
Fig. 1.
Fig. 2.
Fig. 3.

www.ingramcontent.com/pod-product-compliance
Ingram Content Group UK Ltd.
Pitfield, Milton Keynes, MK11 3LW, UK
UKHW020955230726
13923UKWH00007B/397